国家卫生健康委员会"十四五"规划教材

全国中等卫生职业教育教材

供口腔修复工艺专业用

第4版

口腔生理学基础

主　编　乔瑞科

副主编　徐学群

编　者（以姓氏笔画为序）

王　欢（山东省莱阳卫生学校）

乔瑞科（山东省青岛卫生学校）

刘明蕾（山东省青岛卫生学校）（兼编写秘书）

何　洁（开封大学医学部）

徐学群（南昌市卫生学校）

常维巍（潍坊护理职业学院）

人民卫生出版社

·北　京·

图书在版编目（CIP）数据

口腔生理学基础/乔瑞科主编 . —4 版 . —北京：
人民卫生出版社，2022.6（2025.4重印）
ISBN 978-7-117-32982-8

Ⅰ. ①口… Ⅱ. ①乔… Ⅲ. ①口腔科学 - 人体生理学
- 医学院校 - 教材 Ⅳ. ①R333.1

中国版本图书馆 CIP 数据核字（2022）第 046918 号

人卫智网	www.ipmph.com	医学教育、学术、考试、健康， 购书智慧智能综合服务平台
人卫官网	www.pmph.com	人卫官方资讯发布平台

口腔生理学基础
Kouqiang Shenglixue Jichu
第 4 版

主　　编：乔瑞科
出版发行：人民卫生出版社（中继线 010-59780011）
地　　址：北京市朝阳区潘家园南里 19 号
邮　　编：100021
E - mail：pmph @ pmph.com
购书热线：010-59787592　010-59787584　010-65264830
印　　刷：三河市国英印务有限公司
经　　销：新华书店
开　　本：850×1168　1/16　印张：6
字　　数：128 千字
版　　次：2002 年 2 月第 1 版　　2022 年 6 月第 4 版
印　　次：2025 年 4 月第 7 次印刷
标准书号：ISBN 978-7-117-32982-8
定　　价：32.00 元
打击盗版举报电话：010-59787491　E-mail：WQ @ pmph.com
质量问题联系电话：010-59787234　E-mail：zhiliang @ pmph.com
数字融合服务电话：4001118166　E-mail：zengzhi @ pmph.com

出版说明

  为全面贯彻党的十九大和十九届历次全会精神，依据中共中央办公厅、国务院办公厅《关于推动现代职业教育高质量发展的意见》的要求，更好地服务于现代卫生职业教育高质量发展的需求，适应党和国家对口腔修复工艺技术职业人才的需求，贯彻《"党的领导"相关内容进大中小学课程教材指南》文件精神，全面贯彻习近平总书记关于学生近视问题的重要指示批示精神，全面落实国家标准《儿童青少年学习用品近视防控卫生要求》（GB 40070—2021）要求，人民卫生出版社在教育部、国家卫生健康委员会的指导和支持下，启动全国中等职业学校口腔修复工艺专业第四轮规划教材修订工作。

  本轮教材全面按照新国家标准《儿童青少年学习用品近视防控卫生要求》（GB 40070—2021）进行排版和印刷：正文排版用字从上版的 5 号宋体字调整为小 4 号宋体字，行空从 2.0mm 调整为 3.0mm；内文纸张采用定量 $70.0g/m^2$ 的胶版纸和 $80.0g/m^2$ 的铜版纸，高于新国标要求；其他指标如纸张亮度、印刷实地密度、套印误差均达到新国标要求，更利于学生健康用眼、健康学习。

  本轮口腔修复工艺专业规划教材修订工作于 2021 年底启动。全套教材品种、每本教材章节保持不变。人民卫生出版社依照最新学术出版规范，对部分科技名词、表格形式、参考文献著录格式等进行了修正，并且根据主编调研意见进行了其他修改完善。

  本次修订时间较短，限于水平，还存在疏漏之处，恳请广大读者多提宝贵意见。

口腔修复工艺专业第三轮规划教材编写说明

2015年，教育部正式公布《中等职业学校口腔修复工艺专业教学标准》（以下简称《标准》），目标是面向医疗卫生机构口腔科、口腔专科医院（门诊）、义齿加工机构、口腔医疗设备与材料销售企业等，培养从事义齿修复、加工，矫治器制作及相关产品销售与管理等工作，德智体美劳全面发展的高素质劳动者和技能型人才。为了进一步适应卫生职业教育改革，符合人才培养的需要，并与《标准》匹配，推动我国口腔修复工艺职业教育规范、全面、创新性发展，不断汲取各院校教学实践中的成功经验，体现教学改革成果，在国家卫生和计划生育委员会以及全国卫生职业教育教学指导委员会指导下，人民卫生出版社经过一年多广泛的调研论证，规划并启动了全国中等职业学校口腔修复工艺专业第三轮规划教材修订工作。

本轮口腔修复工艺专业规划教材与《标准》课程结构对应，设置专业核心课。专业核心课程教材与《标准》一致，共10种，包括《口腔解剖与牙雕刻技术》《口腔生理学基础》《口腔组织及病理学基础》《口腔疾病概要》《口腔工艺材料应用》《口腔工艺设备使用与养护》《口腔医学美学基础》《口腔固定修复工艺技术》《可摘义齿修复工艺技术》《口腔正畸工艺技术》。编写得到了广大口腔专业中高职院校的支持，涵盖了28个省、自治区、直辖市，30所院校及企业，共约90位专家、教师参与编写，充分体现了教材覆盖范围的广泛性，以及校企结合、工学结合的理念。

本套教材编写力求贯彻以学生为中心、适应岗位需求、服务于实践的理念，尽可能贴近实际工作流程进行编写，教材中设置了学习目标、病例/案例、小结、练习题、实训/实验指导等模块。同时，为适应教学信息化发展趋势，本套教材增加了网络增值服务。中高职衔接的相关内容列入小知识中，以达到做中学、学以致用的目的。同时为方便学生复习考试，部分教材增加考点提示，以提高学生的复习效率和考试能力。

第3版前言

《口腔生理学基础》(第3版)依据2015年6月颁布的《中等职业学校口腔修复工艺专业教学标准》有关要求而编写,体现了中等职业教育以全面素质为基础、以能力为本位的观念,为培养具有综合职业能力,在生产、服务、技术和管理第一线工作的高素质劳动者和技能型人才打下良好的基础。

本教材的编写遵循专业教学标准,根据专业培养目标的要求来确定教材内容的深度、广度,突出适应性。首先,适应教学对象即接受中等职业教育的初中毕业生,教材难度不宜过大,突出基本理论、基本知识;其次,适应职业特点即从事口腔修复工艺技术工作而非临床医师,知识面不宜过广,以必需、够用为原则。在编写中以职业教育的"真实应用"为原则增减教材内容,做到知识面满足其他专业技能课程教学需要、理论基础的构建能够支撑实践工作需要。

和上一版教材相比,本教材增加了基础理论的实践应用内容,减少了纯理论、抽象的学说与观点,以及更适合科学研究的知识内容;调整章节编排,层次递进,加强内在逻辑联系;编写时重点突出,简繁得当,段落尽量短小,语言简洁易懂,便于学生理解与掌握;章节前设置学习目标,中间穿插模块——小知识,章节末有小结并配有练习题;制作了网络增值服务内容——多媒体课件,便于教师讲授。

本教材内容包括绪论、牙的生理、牙列、𬌗与颌位、下颌运动和口腔功能共六章,书后附实验指导。建议教学18学时,其中理论教学15学时,实验教学3学时。

本教材是以上版教材为基础进行修订的,同时参考了人民卫生出版社出版的口腔本科规划教材《口腔解剖生理学》(第7版)、《𬌗学》(第3版)及高职高专规划教材《口腔解剖生理学》(第3版)等教材的相关内容,在此谨向以上教材的主编与编者致以诚挚的谢意。

在教材编写过程中,得到各位编者所在学校的大力支持,同时得到唐山职业技术学院马莉教授的关心和指导,在此一并致谢。

由于水平有限,本教材难免有不妥和错误之处,诚恳地希望各位读者、专家提出宝贵意见。

乔瑞科

2015年9月

目 录

第一章 绪 论

学习目标

1. 掌握：口腔生理学的定义、任务及与其他专业核心课程的关系。
2. 熟悉：学习口腔生理学的观点和方法。
3. 了解：我国口腔生理学的发展。

一、口腔生理学的定义和任务

口腔生理学是人体生理学的一部分，是研究口腔器官的生理功能及其临床意义的一门学科。口腔生理学的任务是阐明牙、牙列、𬌗、颌位、下颌运动和各项口腔功能的生理基础、相互联系及其实践应用，为学习其他专业课程奠定必要的基础。

二、我国口腔生理学的发展

回顾历史，我国古代医学家对口腔生理学的发展作出了重要贡献，几千年前已有口腔解剖生理学方面的论述，公元前3世纪的《黄帝内经》就对牙的萌出时间及口腔器官的结构特点有所描述。

中华人民共和国成立后，我国的口腔医学事业得到蓬勃发展。1958年王惠芸教授编写了以国人资料为基础的《牙体解剖生理学》。根据口腔医学发展的需要，1973年口腔解剖生理学作为一门独立学科单独开设，进一步促进了这门学科的发展。此后，许多口腔医学专家对𬌗、下颌运动、口腔功能等方面进行了大量深入的研究，出版了诸多专著与教材，充实了国人口腔生理学资料，为其临床应用提供了基础理论依据。

自2002年以来，国家大力推进卫生职业教育改革与发展，坚持以服务为宗旨、以岗位需求为导向的卫生职业教育办学方针，建立以培养职业能力为重点的课程体系，以专业技术应用能力和基本职业素质为主线，对教学内容进行科学的选择配置，构建科学的知识结构和能力结构。为突出学科基础内容，培养学生的职业能力、职业道德、创业能力和创新精神，根据2015年6月颁布的《中等职业学校口腔修复工艺专业教学标准》中岗位和教学的需要，将《口腔解剖学》更名为《口腔解剖与牙雕刻技术》，《口腔生理学》更名为《口腔生理学基础》。

三、口腔生理学与其他专业核心课程的关系

口腔生理学是在口腔解剖学提供的形态学基础上，阐明牙、牙列、𬌗、颌位、下颌运动和各项口腔功能的生理基础及其相互联系，为学习其他专业核心课程提供基础理论依据，它的发展直接或间接地促进了口腔修复工艺技术的发展，因此，口腔生理学是口腔修复工艺专业的桥梁学科。

四、学习口腔生理学的观点和方法

人体是一个具有极其复杂的结构和多种功能的有机整体，人体各器官和系统之间，人体的形态结构和生理功能之间密切联系又相互影响。因此，学习口腔生理学应将进化发展的观点、形态与功能相互影响的观点和人体整体性的观点贯穿于整个学习过程之中，并注重理论与实践相结合。

1. 进化发展的观点　达尔文在19世纪提出进化论，用自然选择学说阐明生物界在不断进化发展，证实人体的形态及功能是亿万年来长期种系发展的结果。人体经历了由简单到复杂、由低级到高级的演化过程。用则进，不用则退，这是自然界物种进化的规律。随着年龄增长，牙从无到有，从乳牙替换为恒牙，从完整到缺损、缺失。在这个过程中，咬合关系、颌骨形态、口腔功能等都处于动态变化之中。

2. 形态与功能一致又互相影响的观点　形态与功能密切相关，形态结构是功能活动的物质基础；反之，功能活动又能引起形态结构的变化。在咀嚼过程中，切牙类呈楔形，有切割食物的功能；尖牙类呈锥形，有撕裂食物的功能；前磨牙类有两个牙尖、一个𬌗面窝，上下颌牙接触起杵臼作用可捣碎食物；磨牙类有多个牙尖，多个𬌗面窝，上、下颌牙咬合有磨细食物的功能。

3. 人体整体性的观点　人体在结构和功能上是一个完整的有机统一整体。就口腔而言，上、下颌牙有咀嚼食物的功能，但还需要唇、颊、舌及腭的协同作用，才能形成食团以便于咽下。又如发音，气流冲击声带产生音，音经咽腔、口腔、鼻腔及鼻窦共鸣形成声，声经腭、舌、牙及唇等结构的调整形成不同音色的声音。再如神经系统在人的生命活动中总是占主导地位，如面神经麻痹，则面神经分布区肌肉瘫痪，从而造成功能障碍。所以说不同器官虽然执行着相对独立的功能，但在完成特定活动过程中是相互协调统一的，任何系统或局部都是整体的一部分，不可能离开整体而独立存在。

4. 理论与实践相结合的观点　学习时必须做到理论联系实际，基础联系临床，学用结合，从表面观察联系到内部结构。

在学习过程中，要善于总结，总结是提高学习效果的重要手段，总结能找出个性、共性和中心线索，抓住关键，为记忆打好基础。

学习口腔生理学，在有限的时间内掌握本教材的知识需要下很大的工夫，需要观察力、记忆力、想象力、思维力和判断力等智力因素的参与，还需要有信念和意志的保证。

从培养口腔修复工艺专业技能型人才的目标出发,学生应掌握本教材的基本理论、基本知识、基本技能及其有关的临床应用,为学习口腔修复工艺专业的其他核心课程打下良好的基础。

 练习题

　　1. 口腔生理学的定义和任务是什么?
　　2. 试述学习口腔生理学的观点和方法。

(乔瑞科)

第二章 牙 的 生 理

学习目标

1. 掌握：牙的功能性移动。
2. 熟悉：牙的理化性质；牙对外界各种刺激的反应。
3. 了解：牙髓的血液循环。

牙体从组织学上分为牙釉质、牙本质、牙骨质三种硬组织和一种软组织——牙髓（图2-1）。

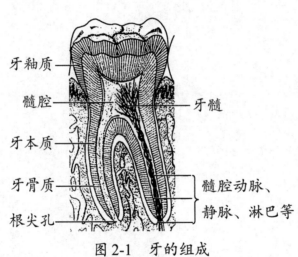

图 2-1　牙的组成

一、牙的理化性质

（一）牙的物理性质

全口恒牙的重量约38g。

1. **比重**　牙的比重与有机或无机化合物成分的含量有关，牙冠大于牙根，牙釉质大于牙本质，恒牙大于乳牙，萌出已久的牙大于刚萌出的牙。

2. **硬度**　牙釉质硬度最大，是人体最坚硬的组织，其次是牙本质，再次是牙骨质。恒牙的硬度大于乳牙，上颌牙的硬度大于下颌牙。

3. **色泽**　初萌的牙呈半透明状，随着年龄的增长，色泽也随之发生改变，乳牙的牙冠呈乳白色，恒牙的牙冠呈乳黄色。

4. 温度 牙表面平均温度为 31～34℃。同一牙的牙颈部温度最高,前牙的温度较后牙低。

5. 离子通透性 牙釉质虽是致密而坚硬的组织,却也是半透膜,其表面可被某些元素透过,并与内部的 H^+ 或 OH^- 相互置换。根据这一原理可对牙进行漂白或用氟化钠牙膏刷牙防龋等,也可以适当饮用氟化水使牙釉质表层的氟浓度增加,提高牙釉质的抗酸能力。

(二)牙的化学性质

牙釉质和牙本质的化学成分含量不同(表2-1)。

表2-1 牙釉质和牙本质的成分含量

成分	牙釉质		牙本质	
	重量	体积	重量	体积
无机成分	96%～97%	86%	70%	50%
有机成分	3%～4%	2%	20%	30%
水分		12%	10%	20%

牙釉质的无机化合物主要是磷酸钙,约占牙釉质总重量的90%,而碳酸钙、磷酸镁和氟化钙三者占牙釉质总重量的7%。此外,尚有少量的钠、钾、铁和铅等微量元素。牙釉质的矿物盐以羟基磷灰石的结晶形式存在。牙釉质外层和内层的无机物含量也不相同,外层含量高,故尤为坚硬。牙釉质的有机成分和水分含量极少,仅占牙釉质总重量的3%～4%。

牙本质的无机化合物约占牙本质总重量的70%,而有机成分和水分约占30%。其无机成分的结构也是以羟基磷灰石结晶形式存在,但结晶较小。有机成分主要是胶原纤维和黏多糖的基质(表2-2)。

表2-2 牙本质中的有机物含量

有机物	含有量
胶原纤维	8%～17%
溶解性蛋白质	0.56%～0.93%
枸橼酸盐	0.8%～0.9%
黏多糖	0.2%～0.6%
脂质	0.2%～0.4%
总计	18.76%～20.83%

牙在酸性环境中会发生脱钙,这是形成牙体缺损的常见原因之一。另外,在胎儿、婴儿和儿童时期,若饮水中含氟量较高,易在牙釉质表面出现氟斑而影响美观。

龋病

龋病是一种由口腔中多种因素复合作用所导致的牙齿硬组织进行性病损,表现为无机质的脱矿和有机质的分解,随着病程的发展从色泽变化到形成实质性病损。乳牙龋病发展比恒牙快,与其牙体硬度低、抗酸能力差有重要关系。

二、牙对外界各种刺激的反应

牙受到外界各种刺激,会出现疼痛或不适反应。对这种现象,流体动力学学说认为牙本质小管内的液体流动起重要作用,即作用于牙本质表面的刺激会引起牙本质小管内的液体发生多向流动,这种流动传导到牙髓,会引起牙髓神经纤维的兴奋而产生痛觉。

常见的外界刺激包括温度刺激、压力刺激、渗透压刺激、机械刺激、化学刺激和电流刺激等。

(一)温度刺激

釉牙本质界的温度一般为37℃。当温度低于29℃或高于47℃时,牙受到温度刺激后就会引起温差反应。温度刺激后有潜在的反应过程,当温度刺激除去之后仍有一段持续的过程。

(二)压力刺激

髓腔无论是升压还是减压,均能引起牙髓反应,引起不适或疼痛。临床多使用气枪在距牙面1cm处喷吹,时间1秒左右,吹气温度18~21℃,以测试牙对压力刺激的反应。

(三)渗透压刺激

高渗糖液可引起牙本质小管内的液体移动,牙本质液的流速正常为2~4mm/s,当超过4.8mm/s时,便会引起高渗压刺激而产生疼痛。所以当食用糖果时,在某些情况下便会引起牙的疼痛。高渗压刺激是一过性的,重复试验疼痛可减轻。

(四)机械刺激

在牙体预备、窝洞制备的过程中,牙本质小管断面暴露,如用脱脂干棉球擦拭,牙本质小管内牙本质液随之可产生流动而引起刺激。

当咀嚼韧性食物时,填充不密合的牙会感到疼痛,这是由于力经充填体旁的缝隙,将水分或气体传至牙本质小管而引起牙本质液的流动,进而刺激牙髓所致(图2-2)。

嵌体钉柱周围的磷酸锌粘固剂溶解后或钉孔壁牙本质松脱,力可通过钉孔传至牙本质小管,使牙本质液流动而引起疼痛(图2-3)。

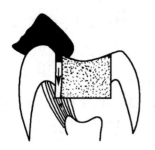

图 2-2 充填体不密合引起的刺激反应

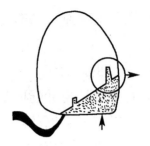

图 2-3 钉柱松脱后引起的刺激反应

（五）化学刺激

酸蚀作用会导致牙釉质破坏、牙本质小管口暴露。外源性酸主要是酸性食物和饮料（包括果汁和红酒等），这些物质中含酸，能够去除牙本质小管表面的玷污层，使牙本质小管开放。内源性酸来源于胃食管反流，由此引起的牙本质敏感主要发生在牙齿的舌侧面。

当牙本质暴露之后，位于牙本质内的牙本质小管在髓腔和口腔两端暴露，小管内的液体在外界刺激下流动，压迫小管内的神经纤维产生疼痛。

（六）电流刺激

根据任何两种不同金属插入电解液中组成电路这一原理，将铜片和锌片同时插入稀硫酸中，并将两金属片之间借导线相连，即可构成一个伏打电池。

如用两种不同金属充填于上下相对牙的𬌗面时，即可构成一个自体伏打电池而刺激牙神经。使用铁质充填器充填银汞或铜质的调羹进食，偶然接触银汞充填体时就构成电流刺激（图 2-4）。上、下牙间不同金属充填体之间所产生的电位差，对未进行垫底的牙本质是可以引起刺激的，但口腔黏膜在上述电流过程中接受的旁路电流是可以忍受的。

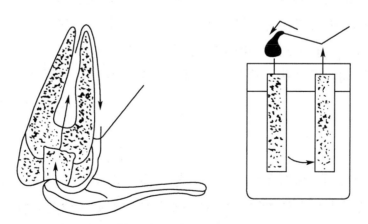

图 2-4 金属调羹触及充填体时引起的电流刺激过程

三、牙髓的血液循环

牙髓的代谢在牙根没完全形成之前是旺盛的，牙根形成之后则维持匀速或逐渐降低，牙髓的代谢与毛细血管网的关系甚为密切,在牙髓的动脉、静脉与毛细血管之间也有组织液。

(一) 牙髓的血流量

牙髓的血流量与牙髓内毛细血管网的容积成正比关系,其中第一磨牙的血流量最大。牙髓内毛细血管网的舒缩活动由交感神经支配的血管壁平滑肌控制。在牙体制备窝洞过程中或窝洞使用 75% 乙醇溶液擦拭时,均可因机械或化学刺激而引起牙髓暂时充血。

(二) 牙髓毛细血管网的压力

开髓后,可直接在牙髓毛细血管网的表面测出压力,正常压力约为 0.009kPa(0.07mmHg)。

(三) 髓腔压力

作用于髓腔周壁的压力称髓腔压力。正常髓腔压力为 1.3～2.7kPa(10～20mmHg)。

血流量增加,髓腔压力增大;血流量减少,髓腔压力则下降。髓腔的压力与全身血压之间的关系可通过实验得出。给动物注射肾上腺素后对牙髓毛细血管网内的血压影响并不大,故髓腔压力也不会增加,只有将肾上腺素直接注入牙髓内,才能使髓腔压力升高。

局部麻药对髓腔压力的影响并不太大,下牙槽神经虽经阻滞麻醉,仍会因各种刺激引起髓腔压力的变化。

在制备窝洞切削牙体组织过程中,髓腔压力总在不断变化,但切削停止,髓腔压力恢复正常。

四、牙的功能性移动

在长期的咀嚼运动过程中,由于牙的𬌗面及切缘磨耗会出现牙冠伸长向𬌗面代偿移动,由于相邻两牙之间的邻面生理磨耗会出现牙向近中代偿移动。这种向𬌗面、切缘或邻面少许移动的现象,称为牙的功能性移动。

牙的功能性移动在磨牙区较前牙区明显。在功能性移动过程中,牙槽间隔及龈乳头也产生相应改变。

小结

通过本章的学习,熟悉牙的比重、硬度、色泽、温度、离子通透性及牙釉质和牙本质的化学成分,从而理解牙的漂白和防龋原理。牙受到外界刺激会出现疼痛或不适反应。牙髓的血液循环包括牙髓的血流量、牙髓毛细血管网的压力、髓腔压力均可受临床操作的影响。牙在长期咀嚼运动过程中,不是一成不变的,而是可以功能性移动。

练习题

一、选择题

1. 硬度最大的牙的结构是
    A. 牙釉质　　　　　　B. 牙本质　　　　　　C. 牙骨质
    D. 硬板　　　　　　　E. 骨密质

2. 牙受到刺激会引起温差反应的温度高于
    A. 27℃　　　　　　　B. 29℃　　　　　　　C. 37℃
    D. 47℃　　　　　　　E. 39℃

3. 牙的功能性移动方向是
    A. 根向与近中向　　　B. 𬌗向与近中向　　　C. 舌向与远中向
    D. 𬌗向与远中向　　　E. 颊向与近中向

4. 牙本质化学成分中有机物和水约占其重量的
    A. 30%　　　　　　　B. 40%　　　　　　　C. 50%
    D. 60%　　　　　　　E. 70%

5. 在牙釉质的化学成分中，约占其重量90%的是
    A. 碳酸钙　　　　　　B. 磷酸钙　　　　　　C. 磷酸镁
    D. 水　　　　　　　　E. 氟化钙

二、简答题

1. 牙的物理性质有哪些？

2. 为什么两种不同的金属不能充填于上下相对牙齿的𬌗面？

3. 何为牙的功能性移动？

（徐学群）

第三章 牙 列

1. 掌握：牙排列的规律；𬌗曲线。
2. 熟悉：牙列的基本形态及生理意义。
3. 了解：牙列大小的测量方法；牙尖高度。

位于上、下颌牙槽骨上的牙，各有一定的形态和位置，且按照一定的顺序和规律紧密地连续排列形成一弓形，称为牙列，也称为牙弓。上颌者称为上牙列或上牙弓，下颌者称为下牙列或下牙弓。

在拥有健康牙列的人群中，牙列的大小和形态、牙排列的方式等都有一定的规律，也有较大的变异，这些变异不一定是有害的、异常的或病理性的。

第一节 牙列的基本形态

一、按照构成牙的类别分类

人的生长过程中，先后萌出乳、恒牙两副牙。因此，依据牙在口腔内存在的时期，即构成牙的类别，将牙列分为恒牙列、乳牙列和混合牙列。

1. 恒牙列 全部由恒牙组成，一般有 28～32 颗牙（图 3-1，图 3-2）。随着人类的进化，咀嚼系统功能逐渐退化，第三磨牙可能缺如或萌出障碍，因此单牙列 14～16 颗牙均属正常。恒牙列的大小和形状在个体之间有所不同，但从𬌗面观察牙列形状比较整齐、规范，略似抛物线形态。依据牙的形态和功能，牙列可被划分为几个不同的区段。前段（前牙段）：从一侧尖牙到对侧尖牙，为横过中线的曲线；中段（前磨牙段）：从尖牙远中面到同侧第一磨牙近中面的一段曲线；后段（磨牙段）：从第一磨牙近中面向后至最后磨牙远中面的一段曲线。

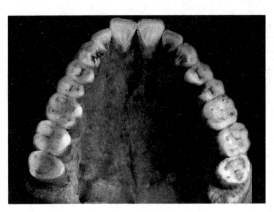

图 3-1 上颌恒牙列

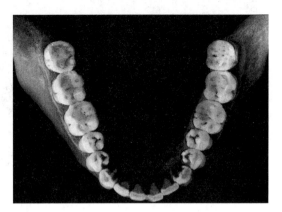

图 3-2 下颌恒牙列

小知识

"理想"牙列中的牙应该在正中矢状面两侧呈对称分布,这样在上、下牙列四个象限中各有7~8颗牙:2颗切牙、1颗尖牙、2颗前磨牙和2~3颗磨牙。

2. 乳牙列 全部由乳牙组成,完整的上、下颌乳牙列各有10颗乳牙,比恒牙少了许多(图 3-3,图 3-4)。乳牙列较小,牙列宽度与长度之比大于恒牙列,外形显得短而宽,近似半圆形。3岁前,乳牙紧密相邻,随着儿童颌骨的不断发育,乳牙列中逐渐出现间隙(发育间隙),这有利于恒牙的正常萌出和恒牙列的正常形成。

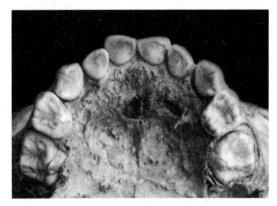

图 3-3 上颌乳牙列

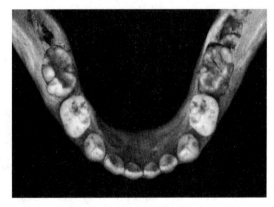

图 3-4 下颌乳牙列

3. 混合牙列 儿童6岁左右,随着恒牙的萌出和乳牙被替换,乳牙列变为混合牙列(图 3-5)。此时牙列中既有乳牙也有恒牙,在不同发育阶段,乳、恒牙的数量略有不同。乳前牙的舌侧有同名恒牙正在萌出或已萌出,在乳磨牙的舌面有前磨牙的牙胚正在萌出或已萌出。所以在混合牙列期可出现两排牙。至12岁左右,乳牙全部被恒牙替换,牙列全部由恒牙组成。有些成人有乳牙滞留,是异常现象。混合牙列时期,恒牙初萌时位置常有偏移,以后可逐渐调整到达或接近正常位置。因此,在这期间要特别注意勿将未达到正常位置的恒牙误当成乳牙拔除。

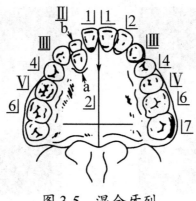

图 3-5 混合牙列

二、按照牙列形态特征分类

对牙列𬌗面形态进行观察分析,可见牙列的形态尽管有一定的规律,但不同个体之间并不完全相同,根据 6 颗前牙的排列情况,一般可将其分为三种类型:尖圆型、椭圆型和方圆型(图 3-6)。

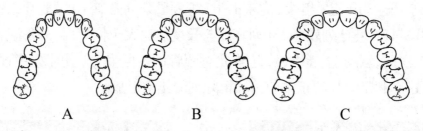

图 3-6 恒牙列的三种典型形态

A. 尖圆型 B. 椭圆型 C. 方圆型

1. 尖圆型 牙列自侧切牙起向后端弯曲,使牙列的前牙段向前明显突出,呈尖圆型。

2. 椭圆型 介于方圆型和尖圆型之间,弓形牙列从侧切牙的远中开始,逐渐转向后端弯曲,使牙列的前牙段较圆突,呈椭圆型。

3. 方圆型 牙列中 4 颗切牙切缘的连线略微平直,弓形牙列从尖牙的远中才开始转向后端,使前牙排列的弓形呈方圆型。

牙列形状与颜面外形及牙形(主要指上颌中切牙唇面外形)有着一定的联系,三者基本形态协调一致时,显得自然美观。一般认为颜面外形较宽者,其牙列较宽而短,上颌中切牙牙冠唇面也较宽而短;颜面外形细长者,其牙列和上颌中切牙牙冠外形也显得细长(图 3-7)。三者基本形态不协调一致时,则有碍自然美观。如牙列呈方圆型而颜面外形呈尖细者,则显得牙过分显露,有损面型美观;牙列过细小而颜面外形较宽时,则唇颊松弛,也不美观。

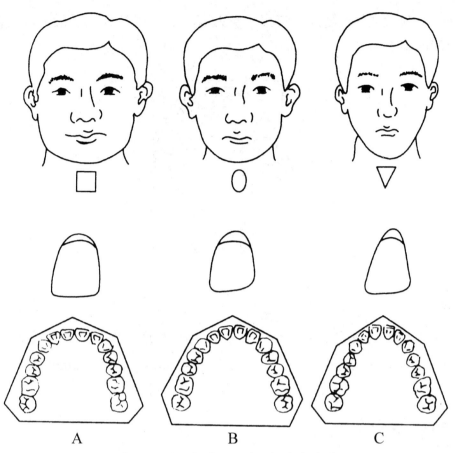

图 3-7　恒牙列形状与面型的关系
A. 方圆型　B. 椭圆型　C. 尖圆型

三、按照牙列中牙的排列情况分类

可大致分为正常牙列和异常牙列。

1. 正常牙列　牙数正常，牙排列整齐无间隙。

2. 异常牙列　包括牙数目异常及牙排列异常，牙数目异常如额外牙或缺失牙；牙排列异常如牙列拥挤、牙列稀疏、异位牙、高位牙、低位牙、易位牙、转位牙等。

第二节　牙列的大小

用数值来表示牙列的形态，对指导义齿的修复、制作成品牙列和成品全口义齿均有着重要的临床意义。

一、牙列长度和宽度

牙列长度是指左右侧中切牙唇侧最突点连线与牙列左右侧最后一颗牙齿远中最突点连线之间的垂直距离。牙列宽度是指左右侧同名牙同名解剖标志之间的距离（图 3-8）。

牙列宽度一般测量牙列三个部位的宽度，即牙列前段宽度（左右侧尖牙牙尖顶间的

13

距离）、牙列中段宽度（左右侧第一前磨牙中央窝间的距离）、牙列后段宽度（左右侧第一磨牙中央窝间的距离）。

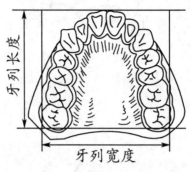

图 3-8 牙列的长度和宽度

 小知识

依据国人资料的研究结果，上、下颌恒牙列的长度和宽度呈正相关。上颌恒牙列长 50mm 左右，宽 55mm 左右；下颌恒牙列长 41mm 左右，宽 52mm 左右。

二、Terra 牙列指数

这是采用牙列宽度和牙列长度的比值来描述上、下牙列大小关系的一种方法。即：

牙列指数 = 牙列宽度 / 牙列长度 × 100%

第三节 牙排列的规律

上、下颌牙列中的牙各有其一定的大小、形态和位置，各牙的排列并非都是正直和平齐的，有的较直立，有的较倾斜，有的牙位较高，有的牙位稍低。仔细观察和研究发现，牙列中牙的排列是有一定规律的，具体体现在牙排列的对称性、倾斜度和垂直向位置关系三个方面。

一、牙排列的对称性

牙列中左右两侧牙的排列以牙列中线（正中矢状线）为基准，在牙的大小、形态和位置等方面保持对称，并与眼、鼻、耳等器官对称、协调一致。左右两侧牙排列的对称性也符合下颌功能运动的协调性。

二、牙排列的倾斜规律

上、下颌牙列中各牙按一定的倾斜规律排列于牙槽骨弓上，使下颌在功能运动过程中，上、下颌牙的咬合接触承受接近轴向（与牙长轴方向一致）的力，保护和维持牙周组织的健康,并可使唇、颊及舌等软组织也能协调地行使功能,而不致被牙咬伤。牙的倾斜有两个方向:近远中向倾斜和唇(颊)舌向倾斜。

（一）近远中向倾斜

从牙列的唇、颊侧观察,上、下颌前后各牙均有不同的倾斜表现,这种倾斜称为近远中向倾斜(图3-9～图3-12)。一般以牙冠的倾斜方向来表示牙长轴的近远中向倾斜情况,以牙长轴与中线的交角表示牙近远中向倾斜度,角度小则牙的倾斜度小,角度大则牙的倾斜度大。

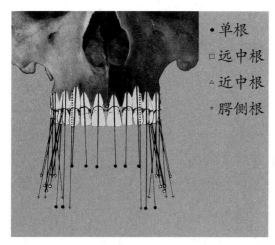

图 3-9 上颌牙列牙的倾斜情况（正面观）

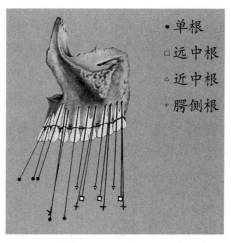

图 3-10 上颌牙列牙的倾斜情况（侧面观）

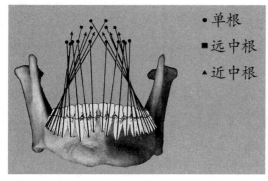

图 3-11 下颌牙列牙的倾斜情况（正面观）

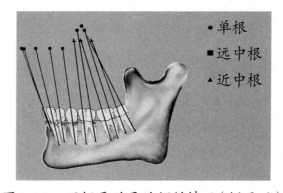

图 3-12 下颌牙列牙的倾斜情况（侧面观）

上、下颌各牙的近远中向倾斜度具体如下:

上颌中切牙:牙冠较正或稍向近中倾斜。

上颌侧切牙:牙冠向近中倾斜,牙长轴与中线的交角在前牙中最大。

上颌尖牙:牙冠略向近中倾斜,牙长轴与中线的交角较中切牙略大,较侧切牙稍小。

上颌第一、第二前磨牙、第一磨牙:牙冠近、远中方向上的倾斜度均相对较小,牙长轴较正。

上颌第二、第三磨牙:牙冠向近中倾斜,倾斜度依次变大。

下颌中切牙、侧切牙、尖牙：牙冠近、远中倾斜度均比较小。

下颌第一、第二前磨牙，第一磨牙：牙冠正直，在近、远中方向上的倾斜度均相对较小，牙长轴较正。

下颌第二、第三磨牙：牙冠向近中倾斜，倾斜度依次变大。

（二）唇（颊）舌向倾斜

从牙弓的近中、远中方向观察，前、后牙亦有不同的倾斜情况，这种倾斜称为唇（颊）舌向倾斜（图3-9～图3-12）。唇（颊）舌向倾斜度是以牙冠方向表示的牙长轴相对于水平面的倾斜角度。

上、下颌各牙的唇（颊）舌向倾斜情况如下：

上颌切牙：牙冠向唇侧倾斜的程度较大，与颌骨前端牙槽突倾斜方向一致。

上颌尖牙，上颌第一、第二前磨牙，上颌第一磨牙：牙冠向唇（颊）舌侧倾斜的程度非常小，牙长轴与水平面基本垂直。

上颌第二、第三磨牙：牙冠向颊侧倾斜。

下颌切牙：牙冠向唇侧倾斜，倾斜的程度较上颌切牙稍小。

下颌尖牙，下颌第一、第二前磨牙，下颌第一磨牙：牙冠较端正，向唇（颊）舌侧倾斜的程度非常小，牙长轴与水平面相交的角度几乎为直角。

下颌第二、第三磨牙：牙冠向舌侧倾斜。

上、下颌牙向唇、颊侧倾斜，有利于支撑、衬托唇、颊部软组织，保持面形，使口腔内部变大，舌的活动自如，而上颌后牙向颊侧倾斜，下颌后牙向舌侧倾斜，则使得接触广泛密切，有利于提高咀嚼效率，并可避免咬伤唇、颊、舌等软组织。

小知识

在临床上，如果上、下前牙的牙量和骨量之间存在轻度不协调关系，为使各邻牙之间既能紧密接触，又能满足浅覆𬌗、浅覆盖的正常标准，在正畸或修复治疗中，可以通过调整牙长轴倾斜程度来调整前段牙弓长度，以满足局部排牙需求。

三、牙排列的垂直向位置关系

为了方便描述上、下颌牙在垂直方向的排列情况，首先需要设定一个参考平面，然后以此平面为参照来描述牙列上各牙垂直方向的位置关系，该参考平面称为𬌗平面。𬌗平面即上颌中切牙的近中切角到双侧上颌第一磨牙近中颊尖顶所构成的假想平面（图3-13）。从前面观，该平面与两瞳孔连线平行；从侧面观，该平面与鼻翼耳屏线平行，基本平分颌间距离，并与上唇缘有一定的位置关系。因此在全口义齿修复中，该平面常作为制作全口义齿𬌗堤和排列人工牙的依据。

在解剖学研究中，为了准确记录与上、下颌牙咬合有关的下颌运动以及下颌骨或下牙列相对于上颌骨或上牙列的位置关系,常以下颌牙列为基准定义𬌗平面,称为解剖学𬌗平面,其定义是:从下颌中切牙近中邻接点到双侧最后一个磨牙的远中颊尖顶所构成的假想平面,即解剖学𬌗平面(图3-14)。此平面有一定的倾斜度,牙列的前端和后端不在一个水平位置上,后端高于前端。

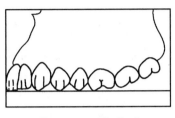

图3-13 𬌗平面

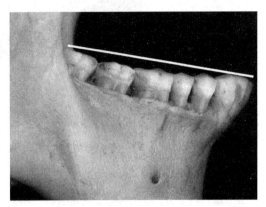

图3-14 解剖学𬌗平面

以上颌牙列为基准的𬌗平面作为参考平面,各牙与该平面的位置关系:上颌中切牙、尖牙、前磨牙的颊尖与该平面接触;上颌第一磨牙的近中颊尖、近中舌尖或上颌第二磨牙的颊尖与该平面接触;侧切牙与该平面不接触,磨牙的牙尖与该平面的距离,从前向后依次增大。

在全口义齿的排牙过程中,可依据上颌牙或下颌牙的垂直向位置关系来排列对颌牙列,从而产生良好的咬合接触关系。

第四节 牙列的𬌗面形态特征

一、𬌗曲线

牙排列有一定的倾斜度,向近远中向及唇(颊)舌向倾斜,因此每个牙的牙尖高度不一致,牙列的形态也具有一定的曲度。常用𬌗曲线来描述牙列的𬌗面形态特征,矢状方向的曲线称为纵𬌗曲线,冠状方向的曲线称为横𬌗曲线。

(一)纵𬌗曲线

纵𬌗曲线可分为上、下颌牙列的纵𬌗曲线。

1. 上颌牙列的纵𬌗曲线 连接上颌切牙的切缘、尖牙的牙尖、前磨牙的颊尖及磨牙的近、远中颊尖,形成一条凸向下的曲线称为上颌牙列的纵𬌗曲线(图3-15)。可分为前后两段:前段由上颌切牙的切缘、尖牙的牙尖、前磨牙的颊尖及第一磨牙的近中颊尖所构成,此段连线较平直;后段由第一磨牙的近中颊尖到其远中颊尖,再到第二、第三磨牙的近、远中颊尖逐渐向上弯曲,此弯曲段曲线又称为补偿曲线。

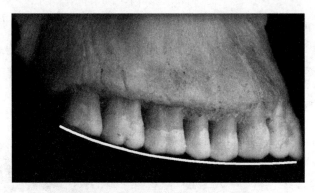

图 3-15　上颌牙列的纵𬌗曲线

2. 下颌牙列的纵𬌗曲线　连接下颌切牙的切缘、尖牙的牙尖、前磨牙的颊尖及磨牙的近、远中颊尖,形成一条凹向上的曲线称为下颌牙列的纵𬌗曲线,又称为 Spee 曲线(图 3-16)。该曲线的切牙段较平直,从尖牙向后经前磨牙至第一磨牙的远中颊尖逐渐降低,然后经第二、第三磨牙的颊尖又逐渐升高。

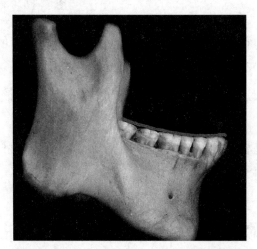

图 3-16　下颌牙列的纵𬌗曲线

上、下颌牙列的纵𬌗曲线在上、下颌咬合时互相重合,这表示上、下颌牙列的𬌗面不是一个平面而是一个曲面,也表明在同一牙列中各牙的上下位置不是在一个平面上。

（二）横𬌗曲线

又称为 Wilson 曲线,也可分为上、下颌牙列的横𬌗曲线。上颌磨牙的牙冠偏向颊侧,下颌磨牙的牙冠偏向舌侧,因此上、下颌同一磨牙的颊、舌尖的高度不一致。在上颌,磨牙的舌尖位置低于颊尖,连接双侧同名磨牙的颊尖、舌尖,形成一条凸向下的曲线称为上颌的横𬌗曲线;同样,连接下颌双侧同名磨牙的颊尖、舌尖,形成的凹向上的曲线称为下颌的横𬌗曲线。上、下颌牙列的横𬌗曲线在咬合时应彼此吻合一致(图 3-17)。

在咬合运动的过程中,上、下颌牙是尖对尖、尖对窝、沟对嵴的咬合接触关系,均是循着上、下颌牙列的纵𬌗曲线和横𬌗曲线的曲面而进行运动,并非依照直线行使功能活动,这样的功能运动既可以稳定上、下颌牙,保持密切的接触关系,又对于咀嚼力的分散传导、维持牙及牙周组织的健康非常有益。但是随着年龄的增长及咀嚼或其他原因所致的牙过度磨损、磨耗,纵𬌗曲线及横𬌗曲线都将发生变化,有些人甚至会变成反向纵𬌗曲线及反向横𬌗曲线。因此,在全口义齿排牙时,不仅要遵循牙排列的倾斜规律及上下位置关系,还要注意上、下牙列的𬌗曲线关系。

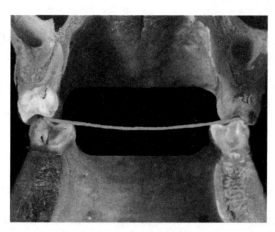

图 3-17　横𬌗曲线

二、牙尖高度

牙尖高度即牙尖长度,是指后牙牙尖顶到𬌗面窝底的垂直距离。以𬌗平面为参照标准,对上、下颌各个后牙的牙尖三维测量结果表明,上颌前磨牙颊尖的高度高于舌尖的高度,磨牙除第一磨牙远中颊尖的高度略高于远中舌尖外,均为舌尖高于同名颊尖,前磨牙颊尖的高度高于磨牙颊尖的高度。下颌前磨牙和磨牙颊尖的高度均高于同名舌尖的高度,磨牙舌尖的高度高于前磨牙舌尖的高度。上、下颌后牙同名牙尖的高度左右两侧无明显差异。

牙尖高度与咀嚼功能有关,它体现了牙尖的锋利程度,高的牙尖较低的牙尖对食物的穿刺、撕裂更有效。当牙磨耗严重时,其牙尖高度降低,失去锋利的外形,咀嚼食物的效率也随之降低,而且由于牙尖高度降低,上、下颌咬合的垂直距离也降低,影响颞下颌关节结构关系和咀嚼肌功能收缩的初始长度。久而久之,牙、咀嚼肌与颞下颌关节之间的平衡会被破坏,可能引起口颌系统功能紊乱。

第五节　牙列的生理意义

正常牙列的外形是连续、规则和整齐的,每个牙齿的牙槽窝也是标准的。每个牙在牙槽骨内有其特定的位置,呈对称分布,牙与牙之间按一定的顺序和规律紧密相邻、连续排列、互相支持,使全牙列成为一个整体,牙列的这种排列方式具有重要的生理意义:

1. 完整牙列的构成是一个弓形整体,牙列中的牙相互支持,共同承担咀嚼压力,分散𬌗力,有利于牙的稳固和提高咀嚼效率。

2. 紧密接触的牙列,可有效防止食物嵌塞对牙周组织的损害,保持和维护牙周组织的健康。

3. 牙列外侧整齐、规则,紧贴唇颊,是颌面部丰满的强力支柱,可衬托唇、颊,使面形丰满自然。

4. 牙列内侧的空间与舌的外形协调,便于容纳舌并利于舌的运动。

5. 牙在牙列中位置异常或缺失,尤其前牙缺失,会影响言语功能。

因此,牙列异常可对咀嚼、言语和面容有不同程度的影响。例如牙列缺损或缺失,不仅影响咀嚼和言语功能,还可造成唇、颊组织缺乏足够支持而塌陷,呈衰老面容。

小结

位于上、下颌牙槽骨上的牙,各有一定的形态和位置,且按照一定的顺序和规律紧密地连续排列形成一弓形,牙列中牙的排列具有规律,并与其口腔生理功能密切相关。牙排列的规律包括牙排列的对称性、近远中向和唇舌向倾斜规律及垂直向关系。𬌗曲线对于牙周组织健康十分重要。𬌗平面对于全口义齿的排列有重要的指导意义。

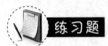

练习题

一、选择题

1. 不属于牙排列异常的是
   A. 牙列拥挤
   B. 异位牙
   C. 高位牙
   D. 牙列稀疏
   E. 额外牙或缺失牙

2. 上颌第二、第三磨牙的牙冠颊、舌向倾斜为
   A. 颊向倾斜
   B. 舌向倾斜
   C. 相对较正
   D. 垂直于水平面
   E. 近中倾斜

3. 不接触𬌗平面的牙是
   A. 上颌中切牙
   B. 尖牙
   C. 前磨牙的颊尖
   D. 侧切牙
   E. 上颌第二磨牙的颊尖

4. 上颌横𬌗曲线是
   A. 连接两侧上颌磨牙颊尖所构成的凸向下的曲线
   B. 连接两侧上颌磨牙颊、舌尖所构成的凸向下的曲线

C. 连接两侧上颌磨牙舌尖所构成的凸向下的曲线

D. 连接两侧上颌同名磨牙颊、舌尖所构成的凸向下的曲线

E. 连接单侧上颌磨牙颊、舌尖所构成的凸向下的曲线

5. Spee 曲线的形态是

A. 侧面观呈凸向上的曲线　　B. 侧面观呈凹向上的曲线

C. 正面观呈凸向上的曲线　　D. 正面观呈凹向上的曲线

E. 与𬌗平面平行的曲线

二、名词解释

1. 牙列

2. 补偿曲线

3. 牙尖高度

三、简答题

1. 上下颌牙近远中向倾斜情况如何？

2. 简述牙列的三种基本形状及其与牙形、面型的关系。

3. 牙列的生理意义有哪些？

（徐学群）

第四章 殆 与 颌 位

第一节 殆

殆也称咬合，指上、下颌牙的接触关系，包括静止与运动状态。殆是口颌系统的重要组成部分，它与颞下颌关节、颌面肌、中枢神经系统共同构成口颌系统这一功能整体。在功能运动中，咬合是通过以神经为主导、肌为动力、颞下颌关节配合的下颌运动来实现的。在这个系统中，任何组成部分出现形态与功能的改变，都会导致其他部分产生适应性的改变，从而出现连锁反应。如颞下颌关节紊乱病、磨牙症以及头、颈、肩部疼痛等，都可能源于殆的问题。

一、殆的建立

上、下颌牙的接触形成殆，新生儿在牙萌出之前没有殆关系，在 6 月龄左右乳牙萌出后才开始建立乳牙殆关系，直到 12 岁左右，乳牙全部被恒牙替换，恒牙殆基本建成。第三磨牙多在 18 岁以后萌出，且萌出异常、先天缺失等发生率很高，因此，第二磨牙萌出并建立咬合关系，即可认为恒牙殆建立完成。

正常殆的建立，不仅依赖于牙的正常发育、萌出，与对颌牙达到正常接触关系，还依赖于颌骨、牙槽骨及面颅的正常发育，并受遗传因素、先天因素、代谢、营养及内分泌等诸多因素的影响。

动力平衡是建立正常殆关系的重要基础,正常殆的建立依赖作用于牙弓各组肌的前后、唇(颊)舌方向力的相互平衡,以及牙的发育动力与萌出阻力之间的相互平衡。

1. 前后向动力平衡 向前的动力来源于以下三个方面:①闭口咬合时,下颌从后下向前上运动,给上牙弓施加向前的力量;②上下颌牙的牙冠多向近中倾斜,咬合时牙的远中受力大,有推牙体向前的作用(图 4-1);③舌肌有推牙体向外、向前的作用。向后、向内的动力主要来源于唇、颊肌,力量加载于对应牙齿上,通过邻接点传递,抵抗向前的力量,同时促进牙齿之间的紧密接触、相互支持。

牙列的完整对维护前后向动力平衡非常重要,如果牙齿缺失,则缺隙两侧的牙齿因失去邻牙平衡力而分别在前后向推动力作用下发生移动或倾斜(图 4-2)。

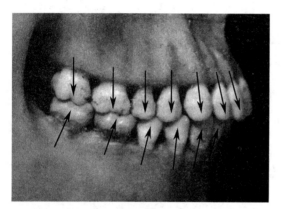

图 4-1 上下颌牙咬合时的向前推动趋势

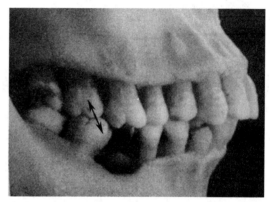

图 4-2 下颌第一磨牙缺失导致近远中向动力平衡被破坏,邻牙发生移动或倾斜

2. 唇(颊)舌向动力平衡 上下牙弓内侧有舌肌,外侧有唇、颊肌,唇(颊)舌向动力平衡。

3. 上下方向动力平衡 咬合接触使牙齿在发育动力作用下保持正常的萌出高度,如果对颌牙缺失,牙齿将过度萌出,直到遇到萌出阻力为止;如果间隙过小,发育动力小于萌出阻力,则牙齿将低位萌出或阻生。

二、静态殆——牙尖交错殆

牙尖交错殆是指上、下颌牙牙尖相互交错,达到最广泛、最紧密接触时的一种咬合关系(图 4-3,图 4-4)。正常牙尖交错殆的这种接触关系使整个牙列及牙周组织受力均匀,便于承受和分散咬合负荷,最大限度发挥咀嚼食物的潜能,此时的殆接触也是最稳定的。若牙缺失或磨损、磨耗均可改变这种接触关系。

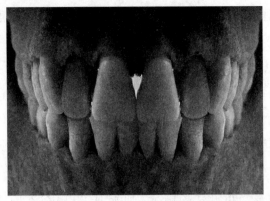
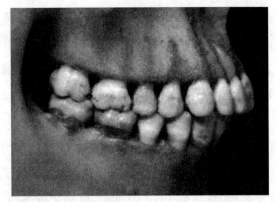

图 4-3 牙尖交错船牙的接触关系(正面观) 图 4-4 牙尖交错船牙的接触关系(侧面观)

 小知识

正中船

　　颌面部形态两侧对称,上、下牙列排列正常,牙尖交错船时下颌的位置相对于颅骨处于正中位置,这时牙尖交错船又称正中船。因它以牙尖交错接触为前提,有的人牙尖交错时下颌处于正中,但也有人下颌不在正中,如略偏左或略偏右,此时有明确的上、下牙最广泛、最紧密的咬合接触(牙尖交错船状态)。显然"正中船"一词不如"牙尖交错船"能确切地描述此时的咬合特征,故现已将"正中船"改为牙尖交错船。

(一)牙尖交错船的接触特征

　　上、下颌牙的接触关系体现在三维方向上,可以从近远中向、唇(颊)舌向、垂直向三个方面进行描述。

　　1. 近远中向关系

　　(1)上、下颌牙的对位关系:上、下牙列中线一致,一般正对着上唇系带,并与面部中线一致。除下颌中切牙、上颌最后磨牙外,其余都保持着一个牙与对颌相对的两个牙相互交错的咬合接触关系。

牙尖交错船牙的对位关系

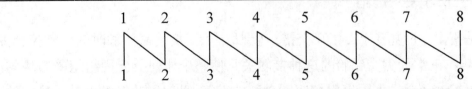

　　上、下颌牙的这种对位关系使上、下牙列船面达到了最广泛的接触面积,可以分散船力,避免个别牙负担过重。即使有个别牙缺失,也不至于使对颌牙失去咀嚼功能,缺隙两侧的牙和对颌的同名牙在短时间内不会发生移位现象,可以保持船关系的稳定。

　　(2)上、下颌尖牙的对位关系:即上颌尖牙的牙尖顶对应着下颌尖牙的远中唇斜面,下颌尖牙的牙尖顶对应着上颌尖牙的近中舌斜面。

上、下颌尖牙的咬合接触关系反映了前牙的近、远中向接触关系，是判断牙尖交错殆的重要标志。尖牙虽是单根牙，但牙根粗壮而长大，常是口腔内存留最长久的牙，故第一磨牙缺失后，常以上、下颌尖牙的对位关系来确定殆接触的位置关系。

（3）上、下颌第一磨牙的对位关系：即上颌第一磨牙的近中颊尖对应着下颌第一磨牙的颊沟，下颌第一磨牙的远中颊尖对应着上颌第一磨牙的中央窝。

上、下颌第一磨牙的咬合接触关系反映后牙的近、远中向接触关系，上、下颌第一磨牙是牙列中萌出最早的恒牙，殆面尖窝多，达到咬合接触后，易于保持接触稳定，可成为其余牙从正常位置萌出的引导因素。因此，第一磨牙的对位关系是牙尖交错殆的重要标志，被称为殆关键。

上、下颌第一磨牙的这种对位关系也称为中性殆，是理想的磨牙关系，如果上颌第一磨牙的近中颊尖对应着下颌第一磨牙颊沟的近中，称为远中殆；反之，如果上颌第一磨牙的近中颊尖对应着下颌第一磨牙颊沟的远中，称为近中殆。上、下颌第一磨牙的对位关系与面形有相关性（图4-5）。

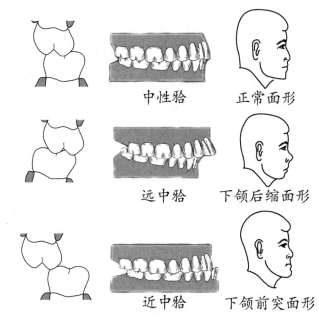

图4-5　上、下颌第一磨牙的对位关系与面形的关系

2. 唇（颊）舌向关系　正常情况下上颌牙列比下颌牙列宽大，因而在牙尖交错殆时上颌牙列盖过了下颌牙列。牙尖交错殆时，上颌牙盖过下颌牙水平方向的距离，称为覆盖。对于前牙，它是指上颌切牙切缘与下颌切牙切缘之间前后向的水平距离，正常为2～4mm；对于后牙，它是指上颌后牙颊尖盖至下颌后牙颊尖的颊侧，两颊尖顶之间的水平距离（图4-6，图4-7）。

临床上所用的覆盖一般指前牙的覆盖。根据下颌切牙咬合在上颌切牙舌侧的具体部位,分为三种类型:下颌切牙咬合在上颌切牙舌侧的切 1/3 以内为浅覆盖,切 1/3～2/3 为中度覆盖,切 2/3 以上为深覆盖。通常认为浅覆盖为正常覆盖。

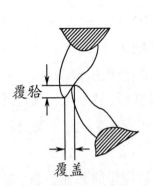

图 4-6 前牙的覆殆与覆盖

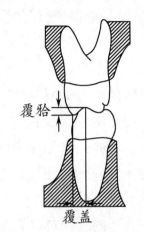

图 4-7 后牙的覆殆与覆盖

3. 垂直向关系　牙尖交错殆时,上颌牙盖过下颌牙垂直方向的距离,称为覆殆。对于前牙,它是指上颌切牙切缘与下颌切牙切缘之间的垂直距离,正常约为 2～4mm;对于后牙,它是指上颌后牙颊尖顶与下颌后牙颊尖顶之间的垂直距离(图 4-6,图 4-7)。

临床上所用的覆殆一般指前牙的覆殆。根据下颌切牙被上颌切牙盖住的程度,分为三种类型:上颌切牙盖住下颌切牙的切 1/3 以内为浅覆殆,切 1/3～2/3 为中度覆殆,切 2/3 以上为深覆殆。通常认为浅覆殆为正常覆殆。

由于发育异常或其他原因,有时下颌前牙切缘突出于上颌前牙的唇面,或下颌后牙的颊尖位于上颌后牙的颊侧,则称为反殆;若上、下颌前牙彼此切缘相对,或上、下颌后牙以颊尖相对,则称为对刃殆;若上、下牙列部分前牙甚至前磨牙均不接触、垂直向存在间隙,称为开殆;牙尖交错殆时,如上颌后牙的舌尖咬在下颌后牙颊尖的颊侧,称为锁殆;下颌后牙的舌尖咬在上颌后牙颊尖的颊侧,则称为反锁殆(图 4-8,图 4-9)。

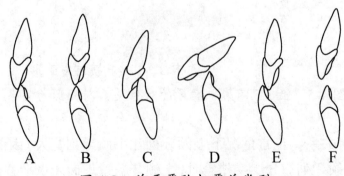

图 4-8 前牙覆殆与覆盖类型

A. 正常殆　B. 对刃殆　C. 深覆殆　D. 深覆盖　E. 反殆　F. 开殆

覆盖与覆殆关系的生理意义:①因上牙列大于下牙列,使得下颌在进行咀嚼运动时,仍能保持接触关系,扩大了咀嚼面积,提高了咀嚼效率;②因上牙列的切缘与颊尖覆盖着

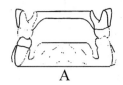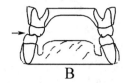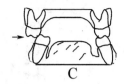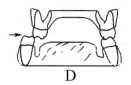

图 4-9 后牙覆验与覆盖类型

A. 正常验 　B. 反验（箭头所指） 　C. 锁验（箭头所指） 　D. 反锁验（箭头所指）

下牙列的切缘与颊尖,使唇、颊软组织得以保护,同时在牙列的舌侧,由于下牙列的切缘与舌尖反覆盖着上牙列的切缘与舌尖,这样又可保护舌边缘不被咬伤。

4. 验面接触特征　牙尖交错验时,上、下颌牙验面间的对位接触关系按接触的部位可分为:尖与窝、尖与沟、尖与嵴等多种对位接触关系。未磨耗牙面的尖、嵴、沟、窝,都是由一定曲度的曲线或曲面构成,在功能状态下与对颌牙呈多点接触,或者是小的面式接触。随着不断地行使功能,验面发生了磨耗,结构变平、变圆钝,因此,经过磨耗的自然牙列,接触也多由点与点的接触变成了面与面的接触。一般来说,上颌后牙舌尖和下颌后牙颊尖的磨耗速度大于其他牙尖。

接触特征:下颌前牙切端的唇侧与上颌前牙舌面相接触;上颌前磨牙的舌尖与下颌同名前磨牙的远中窝接触,下颌前磨牙的颊尖与上颌前磨牙的边缘嵴接触;上颌磨牙的舌尖与下颌磨牙的窝或边缘嵴接触,下颌磨牙的颊尖与上颌磨牙的窝或边缘嵴接触。

牙尖交错接触关系正常时,上下牙之间有 138 个接触点,接触点的多少与颌面肌的收缩强度成正比,取决于力的大小。用力咬合与上、下颌牙仅轻微接触相比,可以记录到更多的咬合接触点。

后牙牙尖的功能不同,上颌后牙的舌尖与下颌后牙的颊尖对于咬合高度具有决定意义,通常被称为支持尖或功能尖;上颌后牙的颊尖与下颌后牙的舌尖主要起引导下颌运动的作用,通常被称为引导尖或非功能尖。

上颌后牙舌尖、下颌后牙颊尖的连线各自构成平滑的曲线,与对验中央窝连线相吻合,从而保证咀嚼运动顺畅协调,咀嚼效率最大化,维护口腔组织的长期健康(图 4-10)。

（二）理想牙尖交错验的标准

理想牙尖交错验在人群中少见,根据以上牙尖交错验基本形态特征的描述,其标准如下:

1. 上下牙列中线对齐,正对上唇系带。

2. 一牙对二牙　除上颌最后一个磨牙与下颌中切牙外,每个牙都与对颌的两个牙相对应接触。

3. 尖牙关系正常　上颌尖牙的牙尖顶对应着下颌尖牙的远中唇斜面,下颌尖牙的牙尖顶对应着上颌尖牙的近中舌斜面。

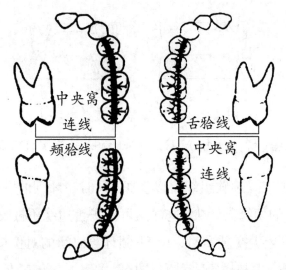

图 4-10　颊牙合线、舌牙合线、中央窝连线的关系

4. 第一磨牙关系为中性关系　上颌第一磨牙的近中颊尖对应着下颌第一磨牙的颊沟，下颌第一磨牙的远中颊尖对应着上颌第一磨牙的中央窝。

5. 前后牙的覆牙合覆盖关系正常。

（三）不同发育阶段牙尖交错牙合的特征

自乳牙初萌到乳牙牙合建立，然后到混合牙列、恒牙列，牙合的特征存在很大差异。

1. 乳牙期牙尖交错牙合的特征　乳牙牙合约在2岁半建成，自2岁半至6岁之间属乳牙牙合期，有以下特征：

（1）乳牙在颌骨上的位置较为直立，无明显的近远中向及唇（颊）、舌向倾斜。

（2）乳牙无明显的纵牙合、横牙合曲线。

（3）乳切牙的牙长轴无明显唇舌向倾斜，接近垂直，使乳牙的覆牙合较深，覆盖较小。到乳牙牙合后期，随着下颌支的发育，这种暂时性的深覆牙合逐渐减小。

（4）4岁以前，牙齿排列紧密无间隙；在4～6岁之间，颌骨的生长使乳前牙之间形成小间隙，称为发育间隙。此间隙为恒牙萌出创造了条件。上颌乳侧切牙与乳尖牙之间及下颌乳尖牙与第一乳磨牙之间会出现定位性间隙，称为灵长类间隙（图4-11），有利于以后牙合自身的调整。

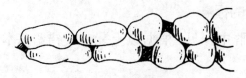

图 4-11　灵长类间隙

（5）4岁以前，上、下颌第二乳磨牙的远中面处于同一垂直平面，称为平齐末端。在4～6岁之间，下颌第二乳磨牙远中面逐渐移至上颌第二乳磨牙远中面的前方或后方（图4-12）。

2. 替牙期牙尖交错牙合的特征　替牙期又称混合牙列期。约6岁时，第一磨牙萌出，即替牙期的开始，直至 12 岁左右，乳牙全部被恒牙所替换，替牙期结束。在替牙期，常有以下暂时性错𬌗的表现：

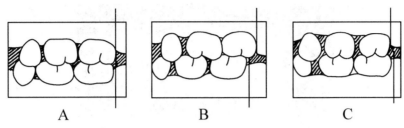

图 4-12　第二乳磨牙远中关系的三种表现
A. 平齐　B. 近中　C. 远中

（1）上颌中切牙间隙：萌出初期经常存在，随着侧切牙及尖牙的萌出，间隙逐渐消失，中切牙位置转为正常。

（2）上唇系带位置低：多位于两颗上颌中切牙之间，随着面部和颌骨的发育、牙根的生长，上唇系带可退缩至正常位置。

（3）上颌切牙冠部向远中偏斜：这是因为远中邻牙的牙胚挤压牙根所致，随着远中邻牙萌出，根部不再受压，牙冠的位置逐渐转为正常。

（4）暂时性拥挤：因恒牙较乳牙宽大所致，随着颌骨的生长，恒牙替换乳牙逐渐排齐成规则形态。

（5）暂时性远中𬌗：上、下颌第一磨牙开始为远中𬌗，随着第二乳磨牙脱落，下颌第一磨牙逐渐向近中移动，成为中性𬌗。

（6）暂时性深覆𬌗：随着后牙萌出高度增加，切牙间的深覆𬌗将自行消失。

暂时性错𬌗随着颌骨的生长发育，多可自行调整，否则为真性错𬌗，需及时正畸治疗。

3. 恒牙期牙尖交错𬌗的特征　少数人形成理想牙尖交错𬌗，大多数人会出现不同程度的个别错𬌗现象。在替牙期结束后，除第二、第三磨牙外，其他的恒牙已建𬌗。12～14 岁，第二磨牙萌出，称为恒牙期早期。从 14 岁以后至第三磨牙萌出（17～21 岁），称为恒牙期晚期。此期除第三磨牙萌出的推力可导致近中牙（特别是前牙）的拥挤加重外，恒牙的位置已无自行调整的余地，如有错𬌗，需及时正畸治疗。

三、动态𬌗——前伸𬌗与侧方𬌗

（一）前伸𬌗

前伸𬌗指下颌前伸运动过程中上、下颌牙之间的动态接触关系（图 4-13）。在前伸咬合的过程中，包含无数种咬合接触关系，其中对临床有意义且可重复的是对刃𬌗和最大前伸𬌗。下颌前牙的切缘沿着上颌前牙的舌面向前下方滑行，达到上、下切牙的切缘相对时为对刃𬌗。从对刃𬌗继续前伸可达到最大前伸𬌗。

对刃𬌗是一个重要的𬌗关系，前牙切咬食物时达到切缘相对，才能切断食物，义齿修复时需注意建立下颌前伸时的对刃关系,理想状态是上下前牙均有接触,至少应达到上颌中切牙与下颌切牙相接触。

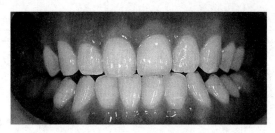

图 4-13 前伸骀

自然牙列对刃骀的特点是当前牙切缘相对时,后牙无接触。有些个体由于牙列的生理性磨耗,可以由早期的对刃骀后牙无接触,逐渐变为对刃骀后牙有接触,形成了平衡骀。

 小知识

切道与切道斜度

切道是指咀嚼运动时,下颌前伸到上、下颌切牙切缘相对后再返回到牙尖交错骀的过程中,下颌切牙的切缘所运行的轨道。

切道斜度是指切道与骀平面所成的舌向角,正常为 40°~50°。切道斜度的大小受覆盖与覆骀程度的影响,即覆盖越大切道斜度越小,覆骀越深切道斜度越大,故切道斜度与覆盖呈反变关系,与覆骀呈正变关系。

(二)侧方骀

侧方骀是指下颌向左右两侧进行功能运动过程中,上、下颌牙之间的动态接触关系。下颌向左侧或右侧运动,移向侧为工作侧,对侧为非工作侧。工作侧为同名牙尖相对有接触,非工作侧为异名牙尖相对无接触。工作侧骀接触有尖牙保护骀(图 4-14)和组牙功能骀(图 4-15)两种类型。

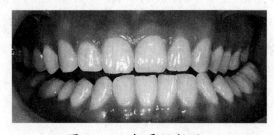

图 4-14 尖牙保护骀

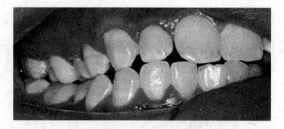

图 4-15 组牙功能骀

1. **尖牙保护骀** 是以尖牙作支撑,对其他牙起到保护作用。在自然牙列,下颌在行使侧方咀嚼运动的过程中,由下颌尖牙的唇面沿着上颌尖牙的舌面进行滑动运动,并对下颌的运动起到制导作用。此时工作侧只有尖牙接触,非工作侧所有牙均不接触。当下颌回到牙尖交错位时,全部后牙才一起发生接触,食物被压碎及磨细。

尖牙单独承受力量而牙周组织未遭受损伤,是因为尖牙具有自身的优势:尖牙根长为冠长的2倍,粗壮而长大的牙根牙周膜面积大,能提供足够的支持力;尖牙的牙周膜有丰富的感受器,对刺激感受敏感,能及时作出调整反应。

2. 组牙功能殆 是指在行使侧方咀嚼运动的过程中,工作侧除上、下尖牙外,还有一对或一对以上的后牙同时保持接触,非工作侧上、下颌后牙不接触。

以组牙的形式行使功能,可使殆力分散,减轻个别牙的负担,从而对牙及牙周组织的健康起保护作用,避免个别牙单独受力造成损伤。

四、双侧平衡殆

在全口义齿修复时,为了保证义齿的稳定和固位,应使义齿在下颌进行功能运动时存在多点咬合接触,即双侧平衡殆。

双侧平衡殆可分为牙尖交错平衡殆、前伸平衡殆与侧方平衡殆。

1. 牙尖交错平衡殆 是指下颌在牙尖交错位时,上、下颌后牙间存在着广泛而均匀的点、线、面的接触,前牙间轻轻接触或不接触。

2. 前伸平衡殆 是指下颌前伸至前牙切缘相对时,后牙保持接触关系为三点、多点或完善的接触殆平衡。

(1)三点接触平衡殆:是指下颌向前运动至上、下前牙切缘相对接触的过程中,两侧后牙区各有一对磨牙保持殆接触关系。

(2)多点接触平衡殆:是指下颌向前运动至上、下前牙切缘相对接触的过程中,两侧后牙区各自保持着多于一对牙的殆接触关系。

(3)完善接触平衡殆:是指下颌向前运动至上、下前牙切缘相对接触的过程中,两侧后牙区各个相对牙均保持殆接触关系。

3. 侧方平衡殆 是指下颌作侧方咀嚼运动时,上、下牙列工作侧和非工作侧均有接触,在非工作侧牙的接触亦分为三点、多点或完善的接触殆平衡。

(1)三点接触平衡殆:是指下颌在侧方运动的过程中,工作侧后牙牙尖工作斜面均保持接触,在非工作侧仅有个别磨牙保持殆接触。

(2)多点接触平衡殆:是指下颌在侧方运动的过程中,工作侧后牙牙尖工作斜面均保持接触,在非工作侧有多数后牙保持殆接触。

(3)完善接触平衡殆:是指下颌在侧方运动的过程中,工作侧与非工作侧后牙相对各个牙尖均保持殆接触。

第二节 颌 位

颌位即下颌骨相对于上颌骨或颅骨的位置关系。因上颌骨和颅骨是相对固定的,而下颌骨则是一个游离骨体,是相对活动的,故下颌骨相对于上颌骨或颅骨可以有多种位置关系。其中可重复、相对稳定、与临床关系密切的基本颌位有三个,即牙尖交错位、后退接触位及下颌姿势位,它们对于临床治疗有重要的参考意义;与咬合接触关系密切的下颌位置还有前伸殆颌位和侧殆颌位。

一、牙尖交错位

牙尖交错位(ICP)是指上、下颌牙牙尖交错,达到最广泛、最紧密接触时下颌所处的位置,即牙尖交错殆时下颌骨相对于上颌骨或者颅骨的位置关系。该位置因牙尖交错殆而存在,是由牙来维持的,故又称牙位。

(一)牙尖交错位正常的标志

牙尖交错位因牙尖交错殆而存在,也随牙尖交错殆变化而变化,牙列的增龄变化及牙的磨耗、缺失、临床治疗等咬合变化,都会对牙尖交错位产生影响。牙尖交错殆的变化如果是逐渐的、缓慢的、微量的,其所导致的牙尖交错位的变化也是小的,如其在机体适应能力范围之内,可无功能紊乱发生;反之,牙尖交错殆的变化如果过快、过大,则使颞下颌关节及颌面肌不能适应,可引发口颌系统功能紊乱。

目前,主要根据上、下牙的咬合对应关系、髁突在关节窝的位置及肌肉功能来判断牙尖交错位是否正常。

1. 咬合关系 上、下颌牙处于牙尖交错、最广泛、最紧密的接触关系。在正常咬合垂直高度状态下,当下颌自然闭口至上下颌牙接触时,通过牙周膜本体感受器的反馈调节,下颌牙沿着上颌牙牙尖斜面的引导,自然、稳定地进入牙尖交错位。

2. 颞下颌关节 牙尖交错位时,双侧髁突均位于颞下颌关节窝的中央,即关节的前、后、上间隙基本相等,髁突前斜面、关节盘中间带、关节结节后斜面三者之间密切接触,双侧髁突位置对称,关节内压力正常(图4-16)。

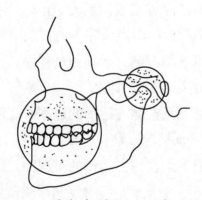

图4-16 牙尖交错位时髁突的位置

3. 咀嚼肌 下颌骨对称运动中双侧口颌肌群收缩对称、有力、作用协调。

(二)牙尖交错位正常的意义

1. 牙尖交错位是下颌的主要功能位,咀嚼、言语、吞咽等功能活动均与牙尖交错位关系密切。一般咀嚼循环的终点是牙尖交错位,大多数个体吞咽时下颌位于牙尖交错位。

2. 牙尖交错位正常，双侧咀嚼肌活动协调、有力，保证口腔功能的顺利完成，并且可防止运动时产生的创伤。

3. 牙尖交错位是最易重复的下颌位置，临床上可作为检查、诊断、治疗和修复的基准位。

二、后退接触位

后退接触位（RCP）是指从牙尖交错位开始，下颌再向后下移动少许（1mm 左右），后牙牙尖斜面保持部分接触而前牙不接触，同时髁突也受颞下颌韧带水平纤维的限制，不能再向后退，下颌可作单纯铰链开口运动，具有可重复性，是下颌的生理性最后位（图4-17）；反之，从后退接触位下颌向前上移动约 1mm 到达牙尖交错位，移动过程中双侧后牙均匀对称接触，下颌无偏斜，通常将两个颌位间这种前后向位置关系，称为长正中。

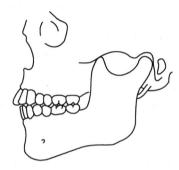

图 4-17　后退接触位时上下牙的接触关系

小知识

一位与二位

在正常人群中，大约有 10% 的人下颌不能从牙尖交错位后退，即牙尖交错位与后退接触位为同一个位置，这种现象称为一位；具有牙尖交错位与后退接触位两个颌位的现象称为二位。儿童中一位的比例较高，随着年龄增长，二位比例逐渐增加，成人时基本为 90% 左右。

（一）后退接触位正常的标志

1. 下颌从牙尖交错位开始向后下移动约 1mm，过程无障碍，双侧部分后牙牙尖保持接触而前牙不接触。

2. 后退下颌的肌群收缩无不适，下颌无偏斜或左右偏摆。

3. 髁突前斜面、关节盘中间带、关节结节后斜面保持密切接触。

（二）后退接触位的意义

1. 大多数人存在牙尖交错位与后退接触位两个颌位，后退接触位为下颌在牙尖交错位时承受的咬合力提供缓冲余地，当力较大时可以通过下颌的后退减缓力量，是一种生物力学的保护机制。

2. 全口牙或半口牙缺失后，牙尖交错殆已不复存在，牙尖交错位也就失去了明确的标志。但是后退接触位属于韧带位,并且重复性好,无牙颌患者此颌位仍存在,故临床上常以此颌位作为参考位加适当的垂直距离来确定无牙颌患者的牙尖交错位。

3. 有学者强调牙尖交错位至后退接触位咬合干扰对于颞下颌关节紊乱病和磨牙症具有重要的病因学意义,在口颌系统功能检查中,后退接触位及其咬合接触是一项重要的检查内容。

三、下颌姿势位

下颌姿势位(MPP)是指当人直立或端坐,两眼平视前方,不咀嚼、不吞咽、不说话时,提颌肌群轻微收缩以对抗下颌骨所受的重力,上、下牙间无接触,此时下颌所处的位置。

下颌姿势位并不是一个完全稳定的颌位,可随咬合等因素的变化而变化。如头位或体位的改变、不同的心理变化、自然牙面过度磨损或全口义齿修复时此距离恢复不当致使咬合增高或降低、下颌骨的生理变化等,下颌姿势位都可随之变化。此外,肌功能正常与否,中枢神经的调节作用也都会影响下颌姿势位的改变。但在一定条件下或一段时期内,下颌姿势位又是相对稳定、可重复的重要的参考颌位。

(一)下颌姿势位正常的标志

1. 上下颌牙无接触,形成由后向前的楔形间隙,该间隙在前牙切缘之间为2~4mm。
2. 双侧升颌肌群轻微收缩以对抗下颌骨承受的重力,张力适度,表情自然。
3. 从该颌位向牙尖交错位闭口运动过程中,下颌向前上运动无偏斜。

(二)息止殆间隙与垂直距离

下颌姿势位时,上、下牙列自然分开,不接触,从后向前保持着一个前端大、后端小的楔形间隙,称为息止殆间隙。息止殆间隙在前牙一般为2~4mm。

下颌姿势位时,从鼻底到软组织颏下点之间的面下1/3的高度称为垂直距离。在下颌姿势位时的垂直距离中包含息止殆间隙。

确定正确的垂直距离对于正确恢复咬合非常重要。牙尖交错位时面下1/3高度被称为咬合时的垂直距离。临床上,息止殆间隙是根据下颌姿势位时垂直距离与牙尖交错位时垂直距离之差来计算的,借此可以大致确定无牙殆患者的垂直位置关系(图4-18)。

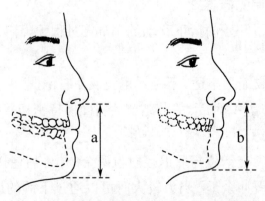

图 4-18　下颌姿势位与牙尖交错位

a=b+息止殆间隙;a.下颌姿势位垂直距离;b.牙尖交错位垂直距离。

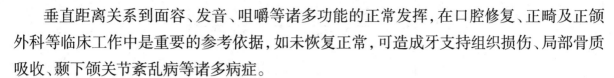

垂直距离关系到面容、发音、咀嚼等诸多功能的正常发挥,在口腔修复、正畸及正颌外科等临床工作中是重要的参考依据,如未恢复正常,可造成牙支持组织损伤、局部骨质吸收、颞下颌关节紊乱病等诸多病症。

（三）下颌姿势位的意义

1. 在下颌姿势位时,上、下颌牙间无接触,牙周组织、颞下颌关节均不受力,口颌肌放松,可以使牙周组织得以休息,改善血液循环,避免过度疲劳造成不必要的创伤,同时可以避免非咀嚼性磨耗。

正常人在 24 小时内,上、下牙接触时间只有十几分钟,大部分时间上下颌牙处于不接触状态。而紧咬牙或磨牙症患者在非功能状态（如睡眠、非咀嚼和吞咽时）仍然有上、下颌牙的咬合接触,可致牙体组织重度磨耗、磨损,头痛,牙周组织和颞下颌关节的负荷加重,造成口颌系统不同程度的损害。因此,保持下颌姿势位的相对稳定及正常的息止殆间隙是十分重要的。

2. 下颌姿势位只有少量的肌纤维收缩克服下颌骨本身的重力,多数的肌肉组织可以放松休息,故下颌姿势位是维护口颌系统健康的必需颌位。

由于下颌姿势位是由肌张力和下颌骨本身重力之间平衡维持的颌位,因此,影响肌肉紧张度和下颌重量的因素都可影响下颌姿势位。

3. 下颌姿势位不以上、下颌牙的咬合接触为依存条件,也就是说有无牙殆此位置仍然存在,所以当牙列缺失进行全口义齿修复时,临床上可利用下颌姿势位作为恢复义齿牙尖交错位的参考颌位。

牙列缺失后,以殆托暂时恢复天然牙列时的垂直距离。临床上制作全口义齿测定垂直距离时,常用息止殆间隙法,即用直尺测量出下颌姿势位时的垂直距离,减去 2～4mm,此时的距离实际为牙尖交错殆时的垂直距离,以此作为全口义齿确定殆托高度的依据。

四、三个基本颌位的位置关系

下颌三个基本颌位包括:牙尖交错位、后退接触位与下颌姿势位。

从后退接触位,下颌向前上移动 1mm 左右到牙尖交错位,这两个颌位主要表现为水平方向的关系。在此移动的过程中,下颌无偏斜或偏斜小于 0.5mm,双侧后牙均匀对称接触,无单侧的咬合性接触。

从牙尖交错位,下颌向后下移动 2～4mm 到下颌姿势位,这两个颌位主要表现为垂直方向的关系。在移动的过程中,如向下的距离小于 2mm,或有向后、向前移动,以及出现向左右方向的移动时,表明可能存在颌位或肌肉功能的异常。

三者之间的相互关系可简单表示如下:

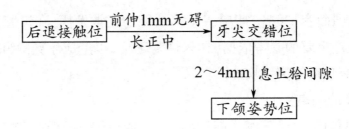

五、前伸𬌗颌位与侧𬌗颌位

下颌除了上述三个基本颌位以外，与咬合有关、可重复的颌位还有两个，即前伸𬌗颌位与侧𬌗颌位。

1. 前伸𬌗颌位 是指下颌相对于上颌位于牙尖交错位前方的下颌位置。前伸运动过程中保持上、下颌牙接触的颌位有无数个，运动过程中下颌所有的位置均称为前伸𬌗颌位，其中比较稳定的前伸𬌗颌位包括对刃颌位和最大前伸𬌗颌位。

对刃颌位是指下颌向前运动到上、下前牙切缘相对时下颌的位置，是前牙切咬食物时的一个功能性颌位。

对刃颌位的接触特征对于自然牙列，正常情况下，应是前牙接触而后牙无接触或轻接触，若有妨碍前牙接触的后牙接触，即称为前伸𬌗干扰。

最大前伸𬌗颌位是指下颌前伸至最大前伸位并保持咬合接触时的颌位，此时只有后牙接触，前牙不接触，这是下颌前伸运动的极限位置。

2. 侧𬌗颌位 下颌在保持一侧上、下牙接触的同时向该侧运动，运动过程中下颌所有的位置均称为侧𬌗颌位。在侧方运动的过程中，保持上、下颌牙接触的颌位有无数个，可以重复的侧𬌗颌位主要有同名牙尖相对侧𬌗颌位（简称尖对尖位）和最大侧伸位。

下颌向一侧运动时，通常将该侧称为工作侧，对侧称为非工作侧。尖对尖位是指当下颌向一侧运动时，达到该侧上、下颌同名牙尖相对的位置，是后牙侧方运动时磨碎食物的一个重要的功能性颌位。

在天然牙列中，工作侧有尖牙保护𬌗和组牙功能𬌗两种咬合接触类型，非工作侧正常情况下没有咬合接触，如果有妨碍工作侧咬合的接触，则称为非工作侧𬌗干扰。

最大侧伸位是指从尖对尖颌位下颌还可以保持接触继续向侧方运动，到达最大侧方运动的位置，这是下颌侧方运动的极限位置。

第三节 𬌗学在修复体制作中的应用

𬌗学与修复体制作关系十分密切，制作任何修复体都会涉及𬌗学方面的相关知识，𬌗学是指导牙体𬌗面形态恢复、牙列缺损与缺失修复以及咬合重建必不可少的理论基础。

一、修复体制作的验学原则

在修复体制作中颌位和咬合是同等重要的,要在正确的颌位关系下,建立正确的咬合关系。修复体不仅要恢复缺失牙的形态,还要使咬合和颌位两者协调一致,从而使验、颞下颌关节、神经、咀嚼肌所构成的口颌系统达到真正意义上的功能重建,因此,设计修复体时,必须考虑颞下颌关节和神经肌肉的健康及功能恢复。

修复体制作时建立生理性验关系,要遵循以下原则:

1. 修复体要与余留牙在验关系、肌的生理功能和颞下颌关节的运动方面达到协调一致。

2. 建立稳定的后退接触位,后退接触位应与牙尖交错位相协调。

3. 修复体应避免出现验干扰,即前伸运动时,前牙接触后牙无接触;侧方运动时,工作侧接触而非工作侧不接触。

4. 修复体的验力方向尽可能接近牙体长轴,修复体的验面与对验牙有稳定的尖窝接触关系。

5. 修复体要恢复正确的垂直距离,以保证肌运动的协调和健康,并保留适当的息止验间隙。

6. 修复体的咬合接触面积应保证验力大小控制在牙周组织的生理耐受范围之内,避免形成验创伤。

7. 新制作的修复体应尽量模拟原来的咬合类型,使神经、肌肉容易适应和调整。如存在深覆验、牙冠长度过短等影响修复的情况,可通过咬合重建等方式进行调整。

二、常见修复体制作的验学要求

(一)牙体缺损修复体制作的验学要求

牙体缺损后,上下颌牙的咬合接触关系会随之发生改变,如果牙尖或验面缺损会使牙所受到的验力发生改变,而使邻牙的负荷增加。若验面缺损面积较大而且长期没有得到修复,对咬合关系的影响较大,常导致邻接关系丧失,邻牙向缺损区倾斜,对验牙伸长引起早接触或验干扰。

牙体缺损修复体的种类有嵌体、部分冠、全冠等,在牙体形态修复时要注意以下几个方面:

1. 治疗牙与邻牙的验面形态相互协调 验面尖嵴的斜度及验面大小有利于控制验力,使验力沿牙长轴方向传递,应避免出现高陡的牙尖;具有稳定而协调的验关系,即无论在牙尖交错位、以及前伸或侧向运动均无早接触。

2. 牙尖交错验时,对位关系正常,验面有广泛的接触 从牙尖交错位到后退接触位的过程中无障碍点,前伸验时,上下前牙接触,后牙不接触。侧方验时,工作侧上下牙接触,非工作侧牙不接触。修复体的验面的恢复要遵循验接触特征的要求,后牙验面形成三

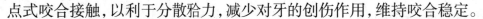

点式咬合接触,以利于分散殆力,减少对牙的创伤作用,维持咬合稳定。

(二)牙列缺损修复体制作的殆学要求

牙列缺损后,对殆与颌位的影响更加明显。单个牙缺失所造成的危害与牙体大面积缺损相似,主要是对咬合关系的影响。当多个牙缺失,特别是多个后牙缺失的情况下,不但影响有效的咀嚼,还会因失去牙齿支持,对颌位产生影响。

牙列缺损修复治疗有固定义齿、可摘义齿和精密附着体等方式。其颌位的恢复尤其重要,当缺失牙数目较少或对面下 1/3 距离起支撑作用的后牙依然存在时,修复体的颌位在牙尖交错位。而当大部分后牙缺失时,牙尖交错位便会随之改变或丧失,在修复治疗时,需要重新建立正确的颌位关系,并将颌位关系转移到殆架,在殆架上制作修复体,重新获得新的咬合接触。如果有口颌系统功能紊乱,应当在治疗性颌位下进行咬合重建。

牙体形态修复的要求与牙体缺损修复体的殆学要求一致。

(三)全口义齿制作的殆学要求

1. 全口义齿的建殆原则　全口义齿是借助于基托的吸附力和大气压力,靠基托与口腔黏膜之间的密切接触而获得固位力。任何一个牙有早接触或咬合干扰,都会影响整个义齿的固位与稳定,使义齿出现翘动而脱位,并引起黏膜组织的压痛。因此,全口义齿修复的建殆原则是双侧平衡殆,即在牙尖交错殆及下颌前伸、侧方运动时,上下颌相关人工牙能同时接触。其主要的目的是保证义齿具有足够的固位与稳定。

2. 全口义齿的颌位恢复　全口牙列缺失,牙尖交错位丧失,在修复治疗时需要恢复咬合及颌位关系。确定颌位关系包括垂直颌位关系记录和水平颌位关系记录两部分。在记录水平颌位关系时常用的方法是使下颌髁突位于关节窝居中偏前的位置。垂直颌位关系记录通常以面下1/3的垂直距离作为参考。

(四)种植义齿修复体制作的殆学要求

种植义齿修复体的殆力由种植体与骨组织之间的骨性结合界面来承担,和天然牙相比,由于没有生理动度,周围没有纤维组织缓冲,在相同的负荷下,种植体承受的殆力要大于天然牙,且易产生应力集中。当种植体受到垂直方向的殆力时,力被种植体周围的螺纹分散到周围的牙槽骨中,对种植体和牙槽骨影响较小。但是当种植体受到侧向或水平方向的殆力时,由于没有牙周组织的缓冲作用,应力将集中于种植体颈部以及边缘牙槽骨上,长期作用下,将会导致种植体周围的骨组织吸收。

由于有以上的差异,在种植义齿修复体制作时应注意以下殆学要求:

1. 在牙尖交错殆时有广泛的自由度,双侧稳定。

2. 殆接触时殆力平衡分布。

3. 在后退接触位和牙尖交错位之间运动时无干扰。

4. 前伸、侧向运动时平滑、稳定,没有殆干扰。

5. 牙冠的牙尖斜面角度要小,以减少侧向运动时产生侧向和水平向分力。

6. 注意咬合接触点的位置在种植体平台范围内。当上颌颊侧骨吸收较多时，种植体植入的位点与下颌牙舌尖相对，此时需要形成反船关系，以使种植体牙的咬合接触点依然保持在种植体直径平台以内的中央窝上。

7. 当修复体上设计有悬臂时，将悬臂端的船面降低，悬臂的长度要尽可能短，不要超过12mm。

8. 不要使用尖牙保护船与组牙功能船，否则种植体会承受过大的负荷。

小结

　　船是牙与牙之间的关系，颌位是骨与骨之间的关系。船分为静态船与动态船，静态船只有一种，即牙尖交错船，其上、下颌牙的接触关系体现在近远中向、唇（颊）舌向、垂直向三个方向上；动态船包括前伸船与侧方船。颌位也有无数种，其中最基本的、可重复的、相对稳定的下颌位置只有三个，即牙尖交错位、后退接触位及下颌姿势位，它们对于临床治疗有重要的参考意义。与咬合接触关系密切的下颌位置还有前伸船颌位和侧船颌位。船学与修复体制作关系十分密切，是指导牙体船面形态恢复、牙列缺损与缺失修复以及咬合重建必不可少的理论基础。

练习题

一、选择题

1. 船关键是指
    A. 上、下颌尖牙的对位接触关系　　　B. 上、下颌第一前磨牙的对位接触关系
    C. 上、下颌中切牙的对位接触关系　　D. 上、下颌第一磨牙的对位接触关系
    E. 上、下颌第一乳磨牙的对位接触关系

2. 浅覆船是指
    A. 上切牙不遮盖下切牙　　　　　　　B. 上切牙盖住下切牙的切1/3以内
    C. 上切牙盖住下切牙的切1/3～2/3　　D. 上切牙盖住下切牙的切2/3以上
    E. 上切牙盖住下切牙的牙龈

3. 乳牙期牙尖交错船的特征不包括
    A. 无明显的纵船、横船曲线　　　　　B. 4～6岁出现灵长类间隙
    C. 覆船较浅，覆盖较大　　　　　　　D. 无明显的近远中向及唇（颊）、舌向倾斜
    E. 4岁以前上、下颌第二乳磨牙的远中面呈平齐末端

4. 下颌姿势位时，上、下牙列自然分开，脱离接触，从前向后保持着一个楔形间隙，称为
    A. 垂直距离　　　　B. 颌间距离　　　　C. 息止船间隙
    D. 船托高度　　　　E. 咬合间隙

5. 全口义齿修复的建殆原则是

    A. 双侧平衡殆   B. 尖牙保护殆   C. 组牙功能殆

    D. 前伸殆   E. 侧方殆

二、名词解释

1. 牙尖交错殆

2. 下颌姿势位

3. 覆盖

4. 覆殆

三、简答题

1. 理想牙尖交错殆的标准是什么？

2. 下颌姿势位的生理意义是什么？

3. 修复体制作时建立生理性殆关系要遵循哪些原则？

（乔瑞科）

第五章 下 颌 运 动

学习目标

1. 掌握：下颌运动的形式及范围。
2. 熟悉：下颌运动的制约因素；下颌运动的直接观察记录法。
3. 了解：下颌运动的机械描记与电子仪器记录法；研究下颌运动的意义。

下颌运动是在中枢神经系统的调节下，通过升、降颌肌群活动，颞下颌关节与𬌗的协同而完成的。若将咀嚼系统作为一个运动系统来看，颞下颌关节为其运动轴，咀嚼肌为动力，牙齿则是直接作用器官。因此，下颌运动是否正常是评价口颌系统功能的重要内容之一。

第一节　下颌运动的形式及范围

一、下颌运动的形式

下颌运动是一种三维运动，通过神经系统作用于咀嚼肌群，执行和完成口颌系统的各种功能。下颌运动虽然非常复杂，但可在矢状面、水平面及冠状面三个平面上进行综合分析。通常将该运动简化为开闭口运动、前伸与后退运动及侧方运动三种基本形式来分析和描述。

（一）开闭口运动

1. 开口运动　正常情况下，两侧颞下颌关节运动是对称的，开口形（正面观下颌下降时颏点运动的方向）呈"↓"。在不同的开口运动范围内，颞下颌关节运动不同（图 5-1）。

（1）小开口运动：下颌下降 0～2cm，髁突在关节下腔内做单纯的转动，运动轴心在髁突，此时下颌做铰链运动。

（2）大开口运动：下颌下降 2cm 以上。髁突不仅有转动运动，同时还有滑动运动并以滑动为主。髁突带动关节盘协调地沿关节结节后斜面向前下方滑动，关节盘在向前滑动的同时又稍向后方旋转。运动既发生在下腔又发生在上腔，并且有两个运动轴心。转动运动轴心不变，滑动运动轴心在下颌孔附近。在正常情况下，大开口运动时，髁突可滑到关节结节处或稍前方,此时关节盘颞后附着的弹性纤维可被拉长0.7~1.0cm。临床常见的髁突过度向前滑动可损伤此结构,从而破坏关节盘的动力平衡,造成关节盘移位或脱位。

（3）最大开口运动:大开口运动继续,直到最大开口位。如在打哈欠时的下颌运动就是最大开口运动,髁突停在关节结节处,不再向前滑行只做转动运动。此时在升颌肌控制下防止关节脱位。

2.闭口运动　大致是循开口运动原轨迹做相反方向运动。下颌回到后退接触位,髁突又回到关节窝的后位。

3.开闭口运动的作用力　开口运动时,下颌颏部向下后方运动,运动力来自舌骨上肌群,髁突向前下运动,力主要来自翼外肌下头;闭口运动时,下颌向前上方运动,由颞肌、咬肌及翼内肌收缩引起,髁突归位、关节盘向前旋转时翼外肌上头起稳定关节盘的作用。

4.开闭口运动正常的标志　开闭口运动时开口形呈"↓",无关节弹响、弹跳,无关节及颌面部疼痛,开口度40mm以上。

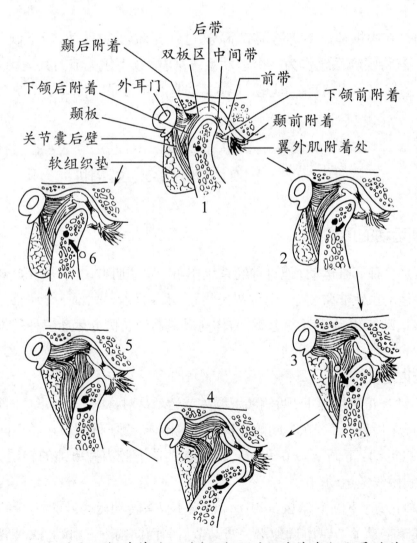

图5-1　开、闭口时颞下颌关节的运动(下颌髁突、关节盘与颞骨关节面的关系)
(1、2、3、4开口,4、5、6、1闭口)

（二）前伸与后退运动

1. 前伸运动　下颌从牙尖交错位开始，沿上切牙舌面向前下运动，前伸到上、下前牙切嵴对刃，是前牙切咬食物的主要功能形式。下颌若继续前伸，下切牙达到上切牙唇面，可至最大前伸位。

由于上、下牙之间是尖与窝的锁结关系，所以下颌不能直向前伸。先由两侧翼外肌共同收缩，牵拉髁突和关节盘沿着关节结节的后斜面向前下方滑动，下颌下降脱离牙尖交错位时的尖窝锁结。前伸运动也是两侧髁突的对称性运动。前伸运动时，髁突和关节盘沿关节结节后斜面向前下方滑动。活动发生在关节上腔。髁突在前伸运动时的活动轨迹，不仅与关节结节后斜面有关，还取决于前牙覆盖和覆𬌗关系。如前牙为对刃或开𬌗，下颌前伸运动就是髁突的滑动运动；如果前牙为深覆𬌗，下颌前伸时必须先做小开口运动，然后才能做前伸运动，这时的前伸运动则是转动和滑动相结合的混合运动。

2. 后退运动　大致是循前伸运动原轨迹做相反方向的运动。下颌切牙从与上颌切牙切缘相对的位置后退到牙尖交错位，髁突沿着关节结节的后斜面向后上滑动回到原位。从牙尖交错位向后仍可少许后退，但由于韧带和关节囊的限制，会感到不适并且无意义。

3. 前伸与后退运动的作用力　前伸时的运动力主要来自翼外肌下头的收缩，咀嚼肌和翼内肌的部分纤维也参与其中。后退时的运动力主要来自颞肌后束及二腹肌等降下颌肌的收缩，翼外肌上头收缩起稳定关节盘的作用。

4. 前伸与后退运动正常的标志　双侧髁突运动均匀一致；关节无杂音；颌面部无疼痛不适；运动对称无偏斜。

（三）侧方运动

1. 侧方运动　下颌从牙尖交错位开始向一侧运动，直至该侧上下后牙颊侧同名牙尖相对，然后再返回牙尖交错位。这是后牙研磨食物的主要功能形式，是一种不对称的下颌运动，下颌偏向的一侧为工作侧，另一侧为非工作侧。

当下颌偏向一侧时，工作侧的关系是上下同名牙尖相对，即下颊尖对着上颊尖，下舌尖对着上舌尖的关系。此时工作侧升颌肌收缩，使下颌后牙颊尖的颊斜面沿着上颌后牙颊尖的舌斜面向内移动，使牙列与髁突返回到牙尖交错位，以研磨该侧后牙𬌗面上的食物，完成一次咀嚼。在侧方运动过程中，非工作侧无接触，达牙尖交错位时非工作侧才恢复接触。

咀嚼时，工作侧髁突基本上为转动运动，而非工作侧的髁突为滑动运动。

2. 侧方运动的作用力　工作侧髁突运动的动力主要来自同侧颞肌后束的收缩，同时该侧的翼外肌上头收缩以稳定关节盘。非工作侧髁突的运动力主要来自同侧翼外肌下头和翼内肌的收缩。返回牙尖交错位的动力主要来自非工作侧颞肌和咬肌的收缩。

3. 侧方运动正常的标志　颏部运动范围约10mm，整个运动无障碍。

43

二、下颌运动的范围

下颌在各个方向上的极限运动称为下颌的边缘运动,通常下颌的生理活动并不达到这一边缘运动的边界,而是在边缘运动范围内,其中叩齿运动范围较小,咀嚼运动范围较叩齿运动范围略大。

(一)边缘运动

边缘运动为下颌向各个方向做最大范围的运动。它代表下颌、颞下颌关节、韧带和咀嚼肌的功能潜力。日常生活中的咀嚼、言语及吞咽等功能性运动均包含在边缘运动的范围内。临床上利用边缘运动轨迹的对称性、稳定性、流畅性和范围等特点,将其作为判断颞下颌关节功能状态的指征。

(二)叩齿运动

叩齿运动即习惯性小开闭口运动,为一种无意识进行的反射性开闭口运动。

叩齿运动的频率、稳定性及速度反映口颌系统的协调性,是判断𬌗功能稳定性的指标之一。

(三)咀嚼运动

咀嚼运动属于下颌的功能运动,冠状面上切点运动轨迹呈滴泪状,但存在个体差异。即使在同一个个体,由于咀嚼食物的性质和数量的不同以及咀嚼所处的时相不同,其轨迹的形态均有差异。

小知识

下颌的功能运动与副功能运动

下颌的功能运动为下颌行使咀嚼、吞咽、言语及面部表情等功能活动时所进行的运动。副功能运动是一种异常的下颌运动,指在不咀嚼、不吞咽、不说话时下颌的非自主运动,如夜磨牙、下颌不自主抽搐等。

下颌的副功能运动对牙、牙周组织及咀嚼肌都造成危害,这种危害一方面可使牙产生松动及𬌗面过度磨损,另一方面可造成颞下颌关节的损伤。

第二节 下颌运动的制约因素

下颌运动受以下四个因素的影响:①右侧颞下颌关节;②左侧颞下颌关节;③𬌗;④神经肌肉因素。其中,前两个制约因素即双侧颞下颌关节是解剖性因素,相对固定,一般情况下不会改变,对下颌运动的范围和方式有重要制约作用;第三个因素也属于解剖性因素,可在一定范围内因自然的变化(如生理性磨耗和病理性磨损)与医源性改变(如充填、修复、正畸、𬌗重建等)而发生改变;第四个因素受牙周、关节囊及关节韧带等多种结构中感受器的反馈调节,是一个灵活多变的因素。口颌系统各组成部分之间相互影响,肌收缩异常(如肌痉挛或收缩无力等)可导致下颌位置异常,表现为殆关系及髁位异常;中枢神经系统接受来自牙周、颞下颌关节、肌的感受器的信息,然后传出指令到咀嚼肌,产生相应的下颌运动或维持下颌位置。

第三节 下颌运动的记录方法

下颌运动的记录方法较多,目前多采用直接观察法、机械描记法和电子仪器记录法。直接观察法是临床检查常用的方法,由于电子技术发展很快,目前电子式描记系统已经完全取代了机械描记法,成为下颌运动的主要描记手段。

一、直接观察法

(一)开口度与开口型
开口度是指受检者大张口时,上、下颌中切牙近中切角间的垂直距离,正常40~60mm,正常开口时,颏部和下颌中切牙沿中线直向下,开口形记录为"↓",若有偏斜、偏摆、震颤或弹跳则为异常。

(二)下颌前伸运动和侧方运动
前伸运动时,下颌切牙可向前超过上颌切牙,运动距离8~10mm。侧方运动时,下颌两侧运动的范围基本相等,下颌切牙近中切点偏移中线的距离为8~10mm。小于8mm为下颌前伸运动和侧方运动受限。若下颌前伸运动受限或中线偏移,侧方运动的幅度变小或不对称,则为异常。

二、机械描记法

主要有哥特式弓描记和机械式髁突运动描记两种方法。

三、电子仪器记录法

随着光学、电磁学的发展以及计算机的普及应用,各种新的下颌运动轨迹记录仪不断涌现。下颌运动轨迹记录仪的种类根据仪器的工作原理,有光电传感器式、磁性传感器式、超声传感器式等,根据记录部位有切点描记和髁点描记等。

第四节 研究下颌运动的意义

下颌运动是完成咀嚼、吞咽、言语及面部表情等功能活动的基础,具有一定的规律。从临床角度分析下颌运动的规律有以下意义:

（一）认识下颌运动规律使𬌗的形态与运动相协调

对牙列形态的任何改变都必须考虑下颌运动的因素。个体的𬌗、颌、面形态是在建𬌗和漫长生活过程中形成的，作为一种神经 - 肌的"记忆"，往往在解剖结构已发生改变后的一段时期内继续存在。如重度深覆𬌗的患者已习惯于铰链开口式的咀嚼方式，其下颌运动中缺乏侧方运动。对这类患者进行修复时应设计尖牙，以提高穿刺切割效率，减小基牙、承托区黏膜等支持组织的负担；反之，前牙为浅覆𬌗或对刃𬌗，后牙牙尖均已磨平，说明其咀嚼运动多为侧方运动，制作修复体时如设计牙尖过高，则将在运动过程中产生过大的侧向分力，影响牙周组织的健康，甚至影响原有下颌运动型，造成功能紊乱。

（二）研究下颌运动规律有助于改进𬌗架

𬌗架是模拟口颌系统结构和下颌功能运动的一种机械装置，也是口腔修复工艺技术人员日常工作必不可少的工具，还是口腔医师与技师间信息传递的良好载体。

𬌗架的基本构造和功能建立在下颌运动规律的基础之上，了解下颌运动的一般规律，可以设计制作𬌗架或正确评价使用𬌗架。同时通过𬌗架展现的下颌运动特征也可在体外分析咬合关系，对口颌系统病变作一定的分析、诊断及判断治疗效果。还可根据下颌运动的个体特征，设计制作修复体。

 小知识

𬌗架的分类

𬌗架按照模拟下颌运动的精度分为以下几类：①简易𬌗架（图 5-2），多用于正畸模型分析；②均值𬌗架，可用于制作各种冠、简单固定义齿和可摘局部义齿；③半可调𬌗架，可与配套面弓使用，制作各种冠、固定义齿、可摘局部义齿、全口和半口义齿；④全可调𬌗架（图 5-3），可用于制作各种高精度的冠、固定义齿、可摘局部义齿、全口和半口义齿，还可以用于制作治疗𬌗垫、做各种咬合分析。

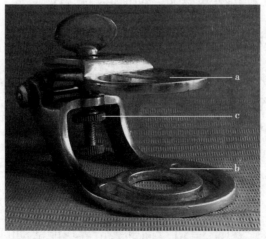

图 5-2　简易𬌗架的结构

a. 上颌体；b. 下颌体；c. 调节咬合高度螺丝。

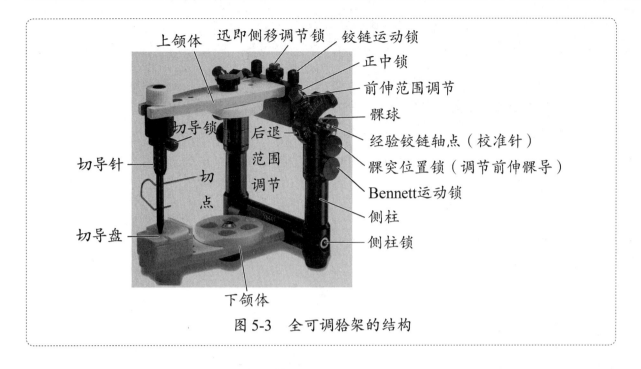

图 5-3　全可调𬌗架的结构

（三）下颌运动可作为判断疗效的依据

下颌运动中出现的某些异常现象，可看作是口颌系统某些疾病的指征，经过治疗后再观察下颌运动并与前者相比较，可作为判断疗效的客观依据。

（四）研究下颌运动有助于认识口颌系统的控制机制

在𬌗关系中仅出现很小的𬌗干扰即可诱发𬌗功能紊乱以致器质性病变。下颌运动的研究对某些口颌系统疾病如𬌗创伤、咀嚼肌痉挛、肌筋膜疼痛及颞下颌关节紊乱病等疾病的预防和治疗有一定的临床意义。

本章重点讲述了下颌运动的形式与范围，通过学习应该正确掌握下颌运动的三种基本形式即开闭口、前伸后退及侧方运动，以及这三种运动形式的范围。同时，应熟悉下颌运动的制约因素及记录方法，并且了解学习下颌运动的实践意义。

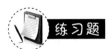

一、选择题

1. 下颌运动的制约因素不包括

    A. 右侧颞下颌关节　　　　　　　B. 左侧颞下颌关节

    C. 唇（颊）舌　　　　　　　　　D. 𬌗

    E. 神经肌肉因素

2. 下列运动属于不对称运动的是

    A. 开口运动   B. 前伸运动   C. 侧方运动

    D. 闭口运动   E. 后退运动

3. 开口度正常时,上、下颌中切牙近中切角间的垂直距离为

    A. 20~30mm   B. 30~40mm   C. 40~60mm

    D. 50~60mm   E. 40~50mm

二、简答题

1. 开闭口运动正常的标志是什么?

2. 研究下颌运动的意义有哪些?

3. 记录下颌运动有哪些方法?

(何　洁)

第六章 口腔功能

学习目标

1. 掌握：咀嚼运动的过程；咀嚼运动中的生物力及影响咀嚼效率的因素；咀嚼的生理意义。
2. 熟悉：咀嚼过程中舌、唇、颊、腭的作用；磨耗的生理意义；吞咽的过程；口腔部分缺损或畸形对语音的影响；唾液的作用；本体感觉对口腔功能的影响。
3. 了解：咀嚼运动的类型；言语的生理基础；唾液的性质和成分；影响味觉的因素。

第一节 咀 嚼 功 能

咀嚼是将食物摄取、粉碎，与唾液混合最终形成食团的生理过程，是在中枢神经的支配和反馈调节下，依靠牙、唇、颊、腭及舌等器官，通过有关口颌肌的收缩和下颌运动完成的，是口颌系统各组织器官分工合作、协同作用的结果。咀嚼肌、颞下颌关节、牙、牙周组织与相关的神经、血管作为发挥咀嚼功能的统一整体，简称咀嚼系统。

一、咀嚼运动的过程

咀嚼运动是下颌复杂而有规律的运动，分析咀嚼的过程可以将咀嚼运动分为前牙的切割和后牙的捣碎、磨细三个基本动作。在咀嚼的过程中，三个动作连续顺畅、重复进行，完成整个进食过程。

（一）前牙切割运动

切割主要通过下颌的前伸运动，由上、下颌切牙进行前伸咬合来完成。下颌从牙尖交错位或下颌姿势位向下、前，然后上升，使上、下颌切牙相对切咬食物。食物一经穿透，上下颌切牙即行对刃。随后，下颌切牙的切嵴沿上颌切牙的舌面向后上滑行，回归至牙尖交错位，此为前牙咀嚼运动的一个周期（图6-1）。其中，前伸过程为准备阶段，切咬、对刃与后退才是咀嚼运动。此运动的水平距离为1~2mm，它取决于前牙覆盖与覆𬌗的程度。一般深覆盖、深覆𬌗

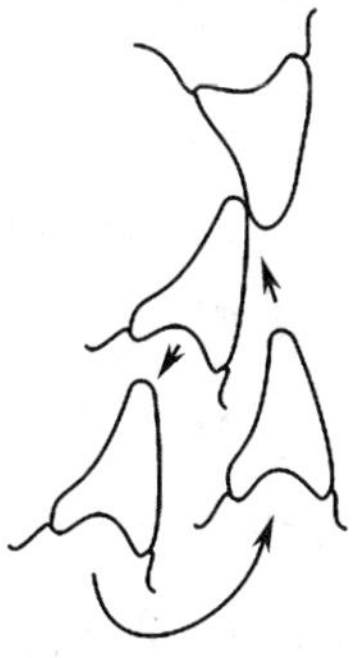

图6-1 前牙切割运动

者,运动距离较大,反之,则较小。垂直运动范围视被切割食物的大小而定。

(二)后牙捣碎和磨细运动

捣碎和磨细食物由前磨牙和磨牙执行。捣碎通过下颌的开闭口运动,即从垂直方向将食物压碎。磨细主要是通过下颌侧方运动,由后牙进行侧方咬合来实现的。开始时,下颌从牙尖交错位先向下、外(工作侧),然后向上,使工作侧同名牙尖彼此相对。然后,下颌磨牙颊尖的颊斜面,沿上颌磨牙颊尖的舌斜面向舌侧滑行,回归至牙尖交错位。在返回牙尖交错位的过程中,受食物性质的影响,如咀嚼韧性食物,下颌磨牙颊尖的舌斜面往往需要从中央窝沿上颌磨牙舌尖的颊斜面滑行,约至其一半处而分离(此时磨细作用最大,牙齿受力亦最大),再重复上述运动,周而复始,食物被磨碎,称为后牙的貉运循环(图6-2)。在此循环中,下颌向下、向外(工作侧)皆为准备运动,而上、下颌后牙颊尖相对至颊舌尖分离,才是磨碎的咀嚼运动,其运动距离为2~4mm,此距离受后牙牙尖斜度的影响。在正常咀嚼过程中,捣碎和磨细往往是综合进行的。咀嚼的一侧称为工作侧,对侧称为非工作侧。

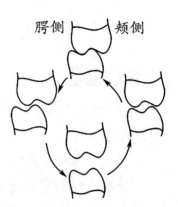

腭侧　　颊侧

图6-2　后牙的
貉运循环

咀嚼食物时,前牙切割食物与后牙嚼碎食物是连续、重复的过程。前牙切咬下来的食物由唇、颊、舌运送到后牙区,经后牙反复捣碎和磨细,形成食团吞咽入胃,然后开始下一轮咀嚼运动。

二、咀嚼运动的类型

咀嚼运动的类型可分为双侧交替咀嚼、双侧同时咀嚼、单侧或前伸咀嚼。个体的咀嚼类型受牙列的完整与否、上下牙的关系及颞下颌关节有无功能障碍等许多因素的影响。

(一)双侧交替咀嚼

双侧交替咀嚼为多向、双侧交替的咀嚼运动。这种运动对牙周组织起到功能性刺激,对貉的稳定及牙齿的自洁作用都是有利的。此类型两侧牙尖协调、功能潜力相似且咀嚼运动无障碍,有规律地将食团由一侧换到另一侧。此类型约占78%。

(二)双侧同时咀嚼

双侧同时咀嚼为双侧同时咀嚼的运动。此类型的咀嚼,往往出现在咀嚼食物的末期,即吞咽之前。研究显示10%~20%的个体属此类型。全口义齿患者大多为此种咀嚼方式。

(三)单侧或前伸咀嚼

单侧或前伸咀嚼为习惯性的单侧或前伸咀嚼运动。此类型常是对貉障碍适应的结果。以软食为主的人或正常貉型被牙及牙周异常所干扰者,多属此型。这是一种不正常的咀嚼运动。此类型约占12%。

患者常用牙接触多、较舒适的一侧咀嚼,这一侧也是咀嚼效率高的一侧。目前认为喜爱单侧咀嚼与偏爱侧肌梭敏感性增高有关。单侧咀嚼运动亦可因颞下颌关节功能紊乱引起,如牙情况允许,患者往往用颞下颌关节疼痛侧咀嚼,在咀嚼时,非工作侧髁突滑动幅度大且受力大,这也是咀嚼肌对颞下颌关节的一种保护性机制。

三、咀嚼运动中的生物力和咀嚼效率

(一)咀嚼运动中的生物力

1. 咀嚼肌力 指参与咀嚼的肌肉收缩所发挥的最大力,也称咀嚼力。由于咀嚼肌力是咀嚼肌肌纤维收缩所产生的,因此咀嚼肌力的大小可通过计算参加咀嚼运动肌横断面积的总和而求得。就升颌肌而言,成人颞肌的横断面积为 $8cm^2$,咬肌的横断面积为 $7.5cm^2$,翼内肌的横断面积为 $4cm^2$,共 $19.5cm^2$。按照生理学测定方法每平方厘米具有 $10kg$ 的力量,则三肌的合力总和应为 $195kg$。根据肌纤维附着部位与其方向的不同,它们所产生的垂直向力略有减少。这些是理论数据,仅供临床参考。咀嚼肌力的实际大小应根据参与咀嚼的肌纤维的多少和食物的性状而定,并存在个体差异。

2. 𬌗力 上、下牙咬合时,牙及牙周组织所承受之力称为𬌗力,又称为咀嚼压力。咀嚼时,咀嚼肌一般不发挥全力而留有潜力。𬌗力的大小因人而异。同一个人,又依其年龄、健康状况及牙周膜的耐受力范围等而有所差异。经过特殊训练的人,如杂技演员,其𬌗力可高于常人;反之,某几个牙或一侧牙列因某种原因长期少用或不用,其𬌗力亦会减少。具有单侧咀嚼习惯者,工作侧牙较非工作侧牙的𬌗力大。𬌗力是反映咀嚼系统及全身健康状况的一个重要标志。咀嚼系统的任何部分发生疾患,均可影响正常𬌗力。

(1)最大𬌗力:指牙周膜的最大耐受力,咀嚼肌力较𬌗力大得多,当牙周组织承受的𬌗力超过其耐受阈时,感受器感受刺激,传入中枢,产生疼痛,从而反射性地使咀嚼肌收缩力减弱,起到调节作用。

(2)牙周潜力:指在咀嚼各种食物时,并不需要很大的𬌗力,而牙齿及牙周支持组织,尚有很大的潜力。实验表明,一般日常食物所需的咀嚼压力为 $3\sim30kg$,低于最大𬌗力。由此可以推知,肌肉、牙及其支持组织尚有相当大的储备力量。这种储备力量的多少,有赖于牙及其支持组织的健康状况,这在临床上称为牙周潜力或牙周储备力。牙周潜力的存在是牙缺失后义齿修复的基础。义齿修复时利用基牙的牙周潜力,负担义齿人工牙所受的𬌗力。

(3)𬌗力的测定:目前国内外多使用计算机辅助的咬合检测仪器,主要有 T-Scan 数字咬合分析系统和 Dental Prescale 系统。1963 年王毓英(北京大学口腔医院)对 462 例青壮年男女应用应变电阻仪测得的最大𬌗力均数见表 6-1。

表 6-1 462 例 19~40 岁正常男女各牙最大𬌗力均数 /kg

性别	上下颌	右								左							
		8	7	6	5	4	3	2	1	1	2	3	4	5	6	7	8
男性	上颌	45.5	48.2	49.4	35.1	26.8	19.3	11.5	12.2	12.1	11.5	19.7	27.3	35.0	50.4	46.3	45.8
	下颌	47.4	48.3	48.3	36.7	28.0	21.5	13.8	13.0	13.2	11.6	20.8	29.0	36.4	48.0	47.9	46.7
女性	上颌	33.7	41.9	42.4	30.4	22.2	16.7	9.7	10.3	10.2	9.9	16.1	22.2	29.7	42.6	40.4	35.7
	下颌	35.2	41.9	42.3	30.9	24.7	17.7	11.6	11.4	11.4	11.4	17.5	24.8	30.9	41.3	42.3	36.2

表6-1说明：①最大𬌗力男性大于女性；②最大𬌗力大小的顺序为第一磨牙＞第二磨牙＞第三磨牙＞第二前磨牙＞第一前磨牙＞尖牙＞中切牙＞侧切牙。有时第一、第二磨牙差别不明显，也有第二磨牙＞第一磨牙者。

（4）影响𬌗力的因素

1）性别：一般男性𬌗力较女性大。有人报道女性最大𬌗力为35.8～44.9kg，男性最大𬌗力为53.6～64.4kg。

2）年龄：最大𬌗力随年龄增加直到青春期。有报道，6～7岁时平均𬌗力为25kg，7～17岁间每年平均增加2.3kg，平均达到55kg为止。

3）饮食及咀嚼习惯：长期的饮食习惯对𬌗力影响很大，例如因纽特人，因习惯食用坚硬食物，其平均𬌗力为136.4kg，最大者为176.4kg；单侧咀嚼者，咀嚼侧较非咀嚼侧的𬌗力大。

4）𬌗力线的方向：因为轴向力可使全部牙周膜纤维都参与承担力量，而侧向力则集中作用于局限区域的牙周膜纤维，故牙齿承受轴向𬌗力较侧向𬌗力为大。例如，下颌切牙的𬌗力较上颌相应牙的𬌗力大，因上切牙向唇侧倾斜度大，故在咬合时，受侧向力影响，𬌗力较小；下切牙向唇侧倾斜度小，因而受力多为轴向，故能承受较大的𬌗力。

5）张口的距离：实验证明，10～18岁时，最大𬌗力发生在上下牙相距18～20mm处。颌间距离过大或过小皆可影响𬌗力，使之下降。

6）其他：𬌗力的大小与面部骨骼有关。肌电图研究显示强大的咬肌和颞肌前束的肌力与较大的面后部高度、平坦的下颌平面及较小的下颌角均相关，具有较大𬌗力的人下颌角较小。下颌偏斜的人则不能像上下颌骨相对平行的人那样产生较大的𬌗力。

（二）咀嚼效率

机体在一定时间内，对定量食物嚼细的程度，称为咀嚼效率。咀嚼效率的测定方法主要有筛分称重法、吸光度法和比色法。

咀嚼效率的高低代表咀嚼功能的大小，其主要影响因素如下：

1. 牙的功能性接触面积　在咀嚼系统功能正常的情况下，上、下颌牙的功能性接触面积越大，咀嚼效率越高。牙的大小、形状、数目及排列等不正常，𬌗关系异常及牙体、牙列的缺损均可减少接触面积而导致咀嚼效率降低。

2. 缺牙的位置　后牙缺失对咀嚼效率的影响大于前牙缺失。

3. 牙周组织　由于疾病或某些原因使牙周组织受损，导致牙周组织耐受力下降可使咀嚼效率降低。

4. 颞下颌关节　如有颞下颌关节疾患可影响咀嚼运动，导致咀嚼功能不能充分发挥，使咀嚼效率降低。

5. 口腔内软组织　如有炎症、外伤后遗症等，可影响咀嚼效率。

6. 全身健康状态　全身性疾病或身体衰老可引起肌肉的退行性改变，从而影响咀嚼效率。

7. 其他因素 如过度疲劳、精神紧张和不良咀嚼习惯等,也可影响咀嚼效率。

咀嚼效率实际上是咀嚼过程中各种因素作用的综合体现,是衡量咀嚼能力大小的一个重要生理指标。它不但可为口腔、颌面部某些疾患的影响提供线索,而且可为评定口腔修复体的效果及制订矫治计划提供依据。

 小知识

全口义齿的咀嚼效率

全口义齿的咀嚼效率与自然牙列相比差距比较明显,仅为自然牙列的1/4~1/3,由此可以看出天然牙对于咀嚼功能的重要性。在全口义齿的使用过程中,可因适应性逐渐增加而在一定程度上提高咀嚼效率。全口义齿的制作工艺对其咀嚼效率也有很大影响。

四、咀嚼过程中牙的动度与磨耗

（一）咀嚼过程中牙的动度

咀嚼时,牙具有轻微的垂直向和水平向的生理运动,除非大力咀嚼,一般不易感知。牙在承受较大的冲击载荷时,因其生理动度的存在,可由牙周膜吸收能量,起到缓冲作用。此外,牙的轻微运动还对牙髓的血液循环有调节作用。牙的生理动度是由牙槽骨的高度、牙根的形态、牙周膜的厚度和性质以及施力的大小决定的。

（二）咀嚼过程中牙的磨耗与磨损

1. 磨耗 指在咀嚼过程中,由于牙面与食物或牙面之间的摩擦,造成牙体组织缓慢、均匀、渐进性的消耗。磨耗是一种生理现象。

磨耗随年龄的增长而明显,最常发生在牙的𬌗面、切嵴及邻面。侧方咬合时,由于上颌磨牙的舌尖及下颌磨牙的颊尖,无论在工作侧或非工作侧均有接触,故𬌗面磨耗以上述接触牙尖为多。前伸咬合时,上、下颌前牙对刃后,下颌前牙切嵴即沿上颌前牙舌面向后上滑行回归至牙尖交错𬌗,故下颌前牙切嵴磨耗较多。咀嚼时,各牙均有其生理动度,相邻牙的接触点因相互摩擦产生邻面磨耗。

2. 磨损 指牙面与外物机械摩擦而产生的牙体组织损耗。磨损是一种病理现象。

磨损最常发生在牙颈部,这与牙颈部的特殊结构有密切的关系。在牙颈部,牙釉质和牙骨质有三种连接方式:约有60%是少量牙骨质覆盖在牙釉质表面;约有30%是牙釉质与牙骨质端端相接;约有10%是牙釉质和牙骨质分离,牙本质暴露,表面覆盖着牙龈（图6-3）。如长期横向刷牙,最易造成牙颈部硬组织的严重磨损,造成楔状缺损。

3. 磨耗的生理意义

（1）上、下颌牙在建𬌗初期,往往没有正常而平衡的𬌗关系,可能出现少数早接触点,通过磨耗消除早接触点,可使𬌗面广泛接触。

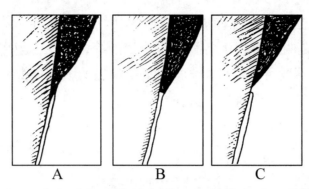

图 6-3　牙釉质和牙骨质在牙颈部相接处的三种情况

A. 60% 是少量牙骨质覆盖在牙釉质表面　B. 30% 是牙釉
质与牙骨质端端相接　C. 10% 是牙釉质和牙骨质分离

（2）随着年龄增长，牙周组织对外力的抵抗力逐渐减弱。磨耗使牙尖高度降低，可减少咀嚼时牙周组织的侧向压力，使牙尖形态与牙周组织功能相适应。

（3）高龄者的牙周组织发生老年性退缩，临床牙冠增长，牙根部分暴露。牙冠磨耗可缩短临床牙冠的长度，保持冠根比例协调，从而不致因杠杆作用而使牙周组织负担过重。

（4）全牙列邻面持续磨耗，可使牙列代偿性持续地向前移动，使前牙不致因后牙的推动而拥挤。

4. 过度磨耗的危害　牙过快、过多或不均匀地磨耗，不但可使牙体形态发生改变，上、下牙列的𬌗关系亦受影响，以致形成各种病理状态。如后牙𬌗面磨耗，前牙切嵴若未能相应磨耗，会形成严重的深覆𬌗，下颌前牙切嵴沿上颌前牙舌面向后上滑行，致使髁突后移，颞下颌关节受到创伤。有的人由于侧方运动幅度减小或咀嚼运动受限，造成后牙颊舌尖磨耗不匀，上颌后牙舌尖及下颌后牙颊尖磨耗较多，结果形成与正常横𬌗曲线相反的反横𬌗曲线（图 6-4）。具有反横𬌗曲线者，上颌后牙颊尖及下颌后牙舌尖过于突出，咀嚼时易被侧方力撞击而发生牙冠纵裂。此外，邻面磨耗可使原来的点状接触变成面接触，容易造成食物嵌塞、邻面龋及牙周病的发生。

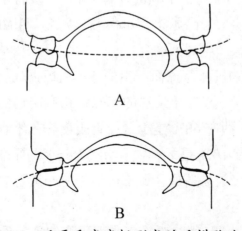

图 6-4　后牙重度磨耗形成的反横𬌗曲线

A. 磨耗前正常的横𬌗曲线　B. 磨耗后的反横𬌗曲线

五、咀嚼过程中舌、唇、颊、腭的作用

（一）咀嚼过程中舌的作用

在咀嚼活动中,舌的动作极为复杂,其作用亦非常重要,其主要作用如下:

1. 传送食物 从舌侧推送并保持食物在上、下牙列间,以便对其切割、捣碎和磨细。将食物从牙列的一个部位转送至另一个部位,以便全牙列得以均匀使用,避免造成局部负担过重。

2. 搅拌食物 使其与唾液混合,以利吞咽与消化。

3. 选择食物并辨认异物 舌和口腔后部的感觉神经末梢能选择咀嚼完善的食团,以便吞咽,同时也能选择食团中有待咀嚼的部分以便进一步咀嚼。这种选择可在咽和食管上段继续进行,因该处肌为随意肌,在吞咽1～2秒后,如感觉食团未被足够咀嚼,仍可将其吐出。同时,可辨认食物中有无可致创伤的物质。

4. 压挤食物 舌背前2/3黏膜粗糙,当咀嚼时,可将食物压于硬腭表面或牙列舌面之间,帮助压碎。这种作用对于无牙颌患者更为显著。

5. 清洁作用 清扫食物残渣,使口腔保持清洁。

（二）咀嚼过程中唇、颊的作用

1. 唇在咀嚼中的作用 主要有:①对温度和触觉敏感,可防止不适宜的食物进入口腔;②推送食物于上下牙列之间并帮助转运食物;③防止食物或饮料从口腔溢出。

2. 颊在咀嚼中的作用 当其松弛时口腔前庭内可容纳更多已经初步咀嚼的食物,此时如果收缩,可将食物推送至上、下牙列间进行咀嚼。

（三）咀嚼过程中腭的作用

腭在咀嚼中的作用除与舌共同压挤食物外,硬腭的触觉甚为敏感,能辨别食物的粗糙程度。

六、咀嚼的生理意义

（一）咀嚼对消化的影响

1. 咀嚼是消化的起始 食物进入口腔后,经切割、撕裂、捣碎及磨细等一系列咀嚼运动,在舌的作用下与唾液充分混合,食物的消化作用就开始了,同时形成食团,有助于吞咽。

2. 咀嚼可促进对食物的消化吸收 食物经咀嚼由粗颗粒变为细颗粒后,与各种消化液接触的面积增加,使消化吸收的一系列反应过程加速。

3. 咀嚼可促进消化液的分泌 咀嚼过程中口腔内的各种感受器受到化学和机械刺激,不仅唾液分泌增加,而且胃肠道多种消化液的分泌也增加。

（二）咀嚼对𬌗、颌、面生长发育的影响

1. 咀嚼能磨耗建𬌗初期少数牙的早接触,从而建立正常的𬌗关系。

2. 咀嚼肌大部分附着于上、下颌骨,咀嚼时咀嚼肌的收缩能影响颌骨的解剖结构,

如上颌骨的三对支柱结构,下颌骨表面的内、外斜嵴及内部的牙力轨道和肌力轨道等。

3.咀嚼肌的功能性刺激能促进血液循环和淋巴回流,增强代谢,可使殆、颌、面正常发育。

(三)咀嚼具有清洁牙齿和按摩牙龈的功能

咀嚼时通过食物与牙面及口腔内其他组织的机械摩擦,可去除口腔内或附着于牙面上的食物残渣以保持口腔卫生,同时起到按摩牙龈的作用。

(四)咀嚼具有排除异物的功能

咀嚼时如食物中混有异物,可及时发现并排除,以避免其对消化道的损伤。

(五)咀嚼具有精神心理作用

咀嚼时可感受到进食的愉快与满足,有益于身心健康。

(六)咀嚼具有促进嗅觉、味觉的作用

咀嚼时食物中的某些物质挥发,某些物质溶解,可以促进嗅觉,加强味觉。

第二节 吞 咽 功 能

一、吞咽过程

吞咽为一连续过程,它是指咀嚼后形成的食团,由口腔经咽、食管进入胃内的一系列复杂反射活动。为便于理解,根据食团在吞咽时所经过的解剖部位,将吞咽过程分为口腔阶段、咽腔阶段和食管阶段(图6-5)。

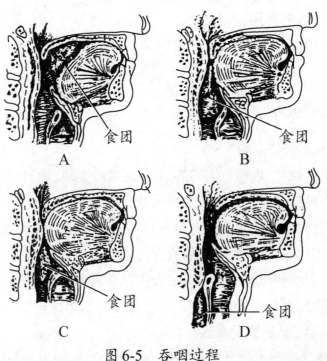

图6-5 吞咽过程

A.口腔阶段 B.咽腔阶段 C、D.食管阶段

1. 口腔阶段(食团由口腔至咽) 这是在大脑皮质冲动影响下开始的随意动作。首先由舌挑选咀嚼完善的食物形成食团,将其置于舌背和硬腭之间。下颌舌骨肌等舌外肌收缩,抬高舌背,将食团向后方挤压和推送。同时气管关闭,舌肌及咽肌松弛,使咽腔形成负压,对食团产生吸力,最终食团进入口咽腔。

2. 咽腔阶段(食团由咽至食管上段) 该阶段通过一系列的急速反射动作而完成,为时约0.1秒。进入口咽腔的食团刺激软腭和咽部的感受器,引起一系列肌肉的反射性收缩,关闭口咽腔,使食物不能返回到口腔、鼻咽腔,也不能进入气管。此时呼吸暂停,喉上升、前移,食管上口张开,食团就从咽腔挤入食管。

3. 食管阶段(食团由食管下行至胃) 该阶段是由食管肌肉的蠕动状收缩完成。蠕动波在食团下端为一舒张波,上端为一收缩波,直至贲门,从而将食物挤入胃内。蠕动波周期为6～7秒,但食团沿食管下降的速度在各段并不相同,在食管上段下降速度较下段快。

二、吞咽对𬌗、颌及面生长发育的影响

吞咽不仅是消化系统功能活动的重要组成部分,而且对儿童𬌗、颌及面的生长发育亦起着不可缺少的作用。正常吞咽对生长发育的作用如下:

1. 吞咽过程中舌肌及唇、颊、咽上缩肌对牙弓及颌骨从内、外侧施力,使得牙弓及颌骨生长压力趋于平衡,促进牙弓及颌面部正常生长发育。

2. 吞咽时升颌肌群将下颌固定于牙尖交错位,降颌肌群收缩牵引舌骨向上,这种牵引力能刺激下颌的生长发育。

3. 吞咽时口腔、咽腔与鼻腔的交通隔绝,口腔内产生暂时性负压,可刺激硬腭下降及向前和侧方增长,有助于鼻腔的发育。

综上所述,吞咽活动是在神经系统支配下,由口、咽、喉、颌、面和颈部诸肌肉共同参与的协调活动,若这种协调失去平衡,则可导致𬌗、颌及面的发育畸形。

（常维巍）

第三节 言语功能

言语通常称为说话,是人与人交往中表达意识活动的基本方式,在狭义上也称语音,需由发音和构音共同完成。发音主要由气流通过声带振动来实现,而构音则是由声带产生的单纯声音通过构音器官的加工,产生不同性质不同意义的声音,最终形成语音。

一、言语形成的解剖生理基础与特征

发音器官主要包括呼吸器官、喉。其中,声带振动是发音的基础。正常呼吸时,声门

处于自然外展状态,空气通过时无振动。发音时,呼吸肌收缩,使肺内的空气呼出,气流通过声门引起内收声带的振动,通过口腔、鼻窦、胸腔等共振放大后形成了声音。不同音色的声音称为语音,语音按一定规律的各种组合而连续发出,就构成言语。正常的声音须具备符合性别与年龄的音调、悦耳的音质和足够的音强。

 小知识

音调、音质与音强

1. 音调 其高低由声带的振动次数决定,振动的次数多者音调高,反之则低。振动的次数又与声带的紧张度、形状、颤动部分的长短及声门的大小有关。声带紧张度增强,颤动部分变短,形状变薄,都可使发音升高。儿童及女性声带较短,故声音较高。青春期声带急速加长,因而发音变得突然低沉。

2. 音质 与共鸣关系较大而与声带关系较小。人的共鸣腔(包括咽腔、喉腔、口腔和鼻窦等)各有其不同的形状与特性。因此,每人的音质亦各具特点。

3. 音强 由声波的振幅而定,振动次数相同的声波,振幅大者音强;反之则弱。振幅的大小与呼出的气流压力大小有关。

牙与唇、舌、腭等构音器官均参与了言语的形成。牙自身的位置及其与唇、舌之间的关系,对言语的清晰程度与发音的准确性有着重要影响。唇的运动可以调控气流量、发音腔形状及唇齿间的关系,一些双唇音、唇齿音的发音正确与否,主要取决于唇的运动。舌与其他组织器官协同作用,改变气流的流动速度,改变口腔共鸣腔的形状从而发出不同的声音(图6-6)。软腭及腭垂与鼻音关系密切,腭穹隆的形状及位于硬腭前部的腭皱襞对音质的影响较大。

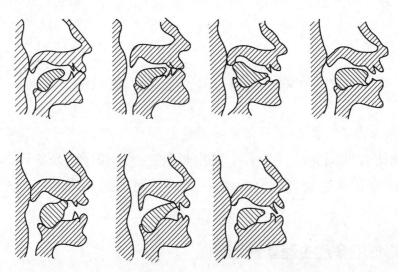

图6-6 发音时舌与口腔有关器官的接触关系

小知识

语音与共鸣

1. 语音　由元音和辅音组成。元音系声带发出之音,不受阻挡,气流较弱,不间断,随口腔、咽腔形态的变化而有改变,发音器官各部分保持均衡的紧张。如汉语拼音中的 a、e、i、o、u 等就是元音。辅音系气流出声门后,在咽腔或口腔的某些部分,受到阻挡而发出的声音,呼出的气流较强,并且只有形成阻碍的那一部分发音器官紧张,其音短促而间断,如汉语拼音中的 b、p、m、f 等。

2. 共鸣　某一音调的声波,通过一种介质(通常是空气)与某一物体(如空腔)相遇,如该物体的振动次数与该声波相同,则物体亦随之发生振动,此即共鸣。改变共鸣腔的形态,或共鸣腔的某些部位阻挡了气流,可使声带发出的声波发生改变。

二、口腔的部分缺损或畸形对语音的影响

口腔既参与发音,也是语音的共鸣器官。因此,口腔的部分缺损或畸形,必然影响言语功能。

1. 牙缺失　前牙缺失,尤其是上前牙缺失,对发音影响最大,影响发舌齿音([s]、[z])和唇齿音([f]、[v])。

2. 唇裂或唇缺损　发双唇音时常夹杂有 [s] 音。

3. 舌和舌系带异常　舌缺失或畸形发元音和辅音中的舌齿音受影响。例如巨舌畸形者不能正确发出舌齿音,以 [sh] 和 [zh] 替代 [s] 和 [z] 的发音;舌系带过短者除影响吸吮和咀嚼外,发 [r]、[s] 和 [z] 音均受影响。

4. 腭裂　为发生言语障碍的一个常见原因。腭裂者口、鼻腔相通,一切语音均混有鼻音。

5. 下颌后缩或过小　难以发双唇音。

6. 下颌前突或过大　影响发齿音和唇音。

7. 戴修复体　不论是全口义齿或是局部义齿,初戴时发音都有困难,影响发音的清晰度,但绝大多数在适应一段时间后发音日趋正常。

综上所述,口腔部分缺损或畸形虽可在不同程度上影响发音,但健存的组织具有部分代偿功能,在一定条件下,通过矫治、修复和训练,可能使发音接近正常。制作局部义齿和全口义齿时,应注意唇齿和舌齿关系。初戴修复体时在一定程度上可能影响发音,但在逐渐适应后,可获得较好的效果。临床上,只要口腔结构无异常,在修复过程中注意到各个环节,如基托厚薄、牙列宽窄、垂直距离高低及牙的位置等就能制作出对发音影响较小的理想修复体。

第四节　唾液的分泌和功能

唾液是口腔三对大唾液腺(腮腺、下颌下腺、舌下腺)和众多的小唾液腺(唇腺、颊腺、腭腺和舌腺等)所分泌的混合液的总称。

一、唾液的性质与成分

唾液为泡沫状,稍混浊,微呈乳光色的黏稠液体,比重为1.004～1.009,pH为6.0～7.9,平均为6.75,但存在个体和分泌时间的差异。在无刺激状态下,睡眠或早晨起床时多呈弱酸性,餐后可呈碱性。

唾液中水分约占99.4%,固体物质约占0.6%(其中有机物约占0.4%,无机物约占0.2%)。唾液中的有机物主要为具有黏稠性质的黏蛋白,还有球蛋白、氨基酸、尿酸和唾液淀粉酶、麦芽糖酶、溶菌酶等。唾液中的无机物主要有钠、钾、钙、氯化物、碳酸氢盐和无机磷酸盐等。唾液中还可混有脱落的上皮细胞、细菌、白细胞和龈沟液等。

二、唾液的分泌与调节

正常成人每天的唾液分泌量为1 000～1 500mL,其中绝大多数来自三对大唾液腺。在无任何刺激的情况下,唾液的基础分泌为每分钟0.5mL。下颌下腺静止时分泌量最大,占60%～65%。腮腺静止时占22%～30%,但对于进食等刺激的反应大于下颌下腺。舌下腺占2%～4%,小唾液腺占7%～8%。

唾液分泌的调节完全是神经反射性的,包括非条件反射和条件反射两种。影响唾液分泌的因素很多,常可因情绪、气候变化和年龄的增加而异,也受食物、药物、健康状况等因素的影响。如精神紧张、心理恐惧,则抑制唾液分泌;季节寒冷,分泌量较多;气候炎热,由于出汗多,唾液分泌量较少。美味食物、酸类食物能引起唾液分泌量增多;反之,无味食物难以引起唾液分泌。

三、唾液的作用

1. 消化作用　唾液内含淀粉酶,主要由腮腺产生,能分解淀粉或麦芽糖。唾液淀粉酶活性作用最适宜的pH为6～8,经胃酸作用后的淀粉酶失去活性。

2. 咀嚼的辅助作用　唾液使食物湿润,易于嚼碎,形成食团。

3. 溶媒作用　唾液溶解食物中的有味物质,通过弥散与味蕾接触而产生味觉。

4. 保护和润滑作用　唾液中的黏蛋白吸附至口腔黏膜表面,形成一层薄膜屏障。该膜屏障既可防止组织脱水,又可阻止外源性刺激物进入黏膜内。同时唾液可使口腔黏膜湿润、润滑,利于唇、颊、舌自由运动,有助于咀嚼、吞咽、言语等功能顺利进行。唾液黏蛋白或糖蛋白吸附至牙面形成生物膜,称为获得性膜,具有修复和保护牙釉质表面的作用,影响口腔微生物附着于牙面。

5. 清洁作用 唾液具有流动性,能机械性地冲洗口腔黏膜和牙面,可将附着其上的食物碎屑、脱落上皮及细菌冲除。如唾液分泌量明显降低时,可致患龋率升高。

6. 杀菌和抗菌作用 唾液中含有的溶菌酶和分泌性免疫球蛋白等具有杀菌和抗菌作用。

7. 稀释和缓冲作用 唾液可以缓冲口腔内的酸碱度。当刺激性强的物质进入口腔时,唾液分泌增多以稀释其浓度。过冷或过热的刺激也可通过唾液缓冲,借以保护口腔组织。

8. 黏附与固位作用 唾液具有黏附性,可在口腔黏膜与义齿之间形成薄膜,增加全口义齿的附着力,有利于修复体的固位。

9. 缩短凝血时间的作用 血液与唾液混合后,凝血时间缩短,其缩短程度与混合的比例有关。血液与唾液之比为1:2时,凝血时间缩短最多。

10. 排泄作用 血液中的异常或过量成分,常可通过唾液排出,如过量的汞、铅等重金属元素,碘也主要从唾液排出。腮腺炎、狂犬病、脊髓灰质炎、乙肝等病毒也可从唾液中排出。在肾功能不全而少尿时的部分尿素、糖尿病患者血液中过多的葡萄糖也常由唾液排出。

11. 体液调节作用 当出汗、腹泻时,体内水分减少,血浆渗透压升高,此时唾液的分泌量减少,以调节体液量。

12. 内分泌作用 下颌下腺分泌唾液腺激素,腮腺分泌腮腺素,除具有维持腺体的正常分泌活动外,还与无机物代谢及糖代谢有关,促进骨和牙齿硬组织的发育。

总之,唾液的成分是复杂的,其功能是多方面的,其成分的改变与口腔有关疾病的关系有待进一步研究。

第五节 感 觉 功 能

口腔是人体多种感觉较为集中的部位,口腔颌面部感觉分为浅感觉和深感觉,浅感觉包括味觉、触觉和压觉、温度觉和一般的痛觉,深感觉指本体感觉。在神经系统的调节下,上述多种感觉相互配合和协调,口腔才得以顺利地完成其复杂的功能。

一、味觉

味觉是口腔的一种特殊感觉,能刺激唾液分泌和促进食欲,有助于咀嚼、吞咽等功能的进行。自然界中很多碳水化合物多呈甜(或鲜)味,毒性物质则多为苦味,接纳甜食、拒绝苦食是人体的一种本能。

(一)味觉感受器

味觉感受器即味蕾,主要分布于舌背沿界沟排列的轮廓状乳头、舌尖和舌侧表面的菌状乳头和舌后部两侧的叶状乳头内。此外，软腭、咽和会厌等处的黏膜上皮内也有味蕾分布。儿童的味蕾较成人分布更广，味蕾在 50 岁左右因变性萎缩而数量减少，到老年时可减至成人的 1/3。

（二）基本味觉

食味繁多，但基本味觉仅有四种，即酸、甜、苦、咸，其他味觉都是上述四种基本味觉相互配合形成的。加之口腔尚有大量的触压觉和温度觉感受器，特别是嗅觉的参与，在中枢神经系统内，将这些感觉综合起来，就会形成多种多样的复合感觉。

舌不同的部位对四种基本味觉的敏感性是不同的。舌尖对甜味最敏感，舌侧面对酸味敏感，舌根对苦味敏感，而舌的各部分对咸味均敏感。另外，腭、咽及会厌等也参与味觉感受，腭部主要感受酸、苦味，软、硬腭交界处对酸、苦味甚至比舌更为敏感（图 6-7）。

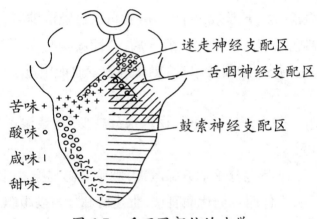

图 6-7 舌不同部位的味觉

长期给舌不同部位的味蕾以某种有味物质刺激，其感觉强度就会迅速降低，此现象称为味觉适应。同时，它会使舌对其他的味道变得更为敏感，此现象称为交叉反应。例如适应了酸味后，既可对甜味格外敏感，又可对苦味敏感。

（三）影响味觉的因素

味觉和习惯、嗜好、文化社会背景、个体心理因素等有关。内、外环境的变化均可影响味觉。

1. 全身因素　①全身性疾病导致发热、口腔干燥时可影响味觉；②胃肠道消化功能发生障碍紊乱时，味觉也会受到影响；③内分泌和内环境的变化，如更年期或妊娠期，由于激素水平的变化，味觉也随之受到影响；④遗传性因素，如遗传性味盲可致味觉障碍，有的仅致某一种基本味觉障碍；⑤嗅觉和味觉两种感受器都是特殊分化的外部化学感受器，两者关系密切，相互影响。当患重感冒或慢性鼻炎时，嗅觉功能发生障碍，味觉也大受影响。

2. 局部因素　①咽、喉部及口腔黏膜、舌黏膜的急、慢性炎症和牙源性疾病等，均可影响味觉;②修复体遮盖、全口义齿上半口义齿基托后缘处,可影响软、硬腭交界处对酸、苦的敏感度,如修复体材料不良或非生理性修复体等,均可影响味觉,有时甚至在去除义齿后,味觉仍难以恢复;③咬合过低时,因髁突过度后移,可压迫面神经鼓索支引起味觉紊乱,特别是对酸、甜及苦味感觉迟钝。

3. 食物温度　味觉的敏感度在食物 20～30℃时最强。

4. 其他因素　①精神心理因素:如精神异常、情绪变化、心理紧张均可影响味觉;②年龄增长:如 50 岁左右,味蕾萎缩变性,数量减少,导致味觉灵敏度下降,表现为老年人嗜偏咸食物。

二、触觉与压觉

触觉是指分布于口腔颌面部皮肤及口内黏膜的感受器接受来自外界的压力、振动等方面的感觉。狭义的触觉指刺激轻微接触皮肤或黏膜时所引起的感觉。广义的触觉还包括增加压力使皮肤黏膜部分变形引起的感觉,即压觉,一般统称为触压觉。

(一) 触压觉感受器

引起黏膜触压觉的感受器主要有以下四种:

1. Meissner 触觉小体　散布在舌尖及唇部。

2. Meckel 环形小体　主要分布在口腔黏膜及唇部,其作用为当受刺激时,使人能确定某物体持续性的接触。

3. 牙周膜本体感受器　分布在牙周膜内,能感受牙体受力的大小、方向等刺激。

4. 游离神经末梢　不仅能感受疼痛刺激,也参与接受触觉和本体感觉等刺激。

口腔黏膜表面对触觉的敏感度与该处触点的分布密度成正比。自切牙区黏膜、尖牙区黏膜、前磨牙区黏膜和磨牙区黏膜的触点依次减少,龈乳头、龈缘、龈、颊黏膜移行区亦依次减少(图 6-8)。

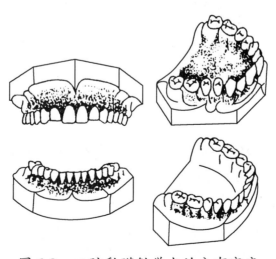

图 6-8　口腔黏膜触觉点的分布密度

（二）影响触压觉的因素

口腔黏膜各部对触压觉的敏感度不同，最敏感处为舌尖及硬腭前部的黏膜，较迟钝处为颊黏膜、舌背和牙龈。年龄愈大，黏膜角化愈高，则口腔黏膜对触压觉的敏感度愈小。触压觉感受器受连续刺激兴奋后，反应会逐渐减弱。许多患者初戴修复体会有不适的感觉，但很短时间即能适应就是这个道理。

三、温度觉

温度觉是由口腔内冷觉与热觉两种温度感受器感受外界环境中的温度变化所引起的感觉。

温度觉感受器主要分布于口腔黏膜上，口腔黏膜对温度刺激较敏感，并且，不同部位的黏膜对冷、热刺激的耐受力也不同，上唇黏膜皮肤移行部为 $55\sim60℃$，口腔内黏膜为 $60\sim65℃$，而人体皮肤为 $43℃$。口腔黏膜对温度的耐受远大于皮肤，其主要原因在于：①口腔黏膜经常与温度较高的食物接触，因而提高了对温度的耐受力与适应度；②唾液能缓冲过冷、过热食物对口腔黏膜的刺激；③口腔黏膜痛觉阈较高，具有一定的耐受冷、热的能力；④口腔黏膜同一部位冷点多于温点，故对热觉的敏感性低于冷觉，这是易导致口腔黏膜烫伤的原因之一。

牙釉质内无温度感受器，只有当牙本质小管液受刺激而产生流动才能感受到刺激，因此，牙髓对冷热的刺激常是以疼痛的形式表现出来。

四、痛觉

痛觉是机体受到伤害性刺激时所产生的一种复杂感觉，常伴随不悦的情绪活动，是人体的一种保护性反应。此外，痛觉还是许多疾病的一种临床症状，故疼痛具有重要的临床意义。一般认为，痛觉感受器是口腔内的游离神经末梢，引起痛觉不需要特殊的刺激，任何形式的刺激只要达到一定强度形成伤害性刺激时，就能引起痛觉。

（一）口腔各部位对痛觉的敏感度

口腔黏膜的痛觉神经末梢较皮肤处少，且分布不均匀，所以口腔黏膜的痛觉阈值较皮肤高。牙龈缘处痛觉最为敏锐，与第二磨牙相对的颊黏膜区有触点而无痛点。自颊侧黏膜中央至口角的一段带状区，痛觉较迟钝，且温度觉和触压觉也较迟钝，称为无痛区。

牙龈、硬腭、舌尖、口唇等处分布有痛点，自前牙区至磨牙移行区的黏膜痛点依次减少（图6-9）。牙的痛觉感受器大多集中在牙髓和牙周膜内，量虽然多，但缺乏定位能力。釉牙本质界和牙本质内层与髓腔交界处痛觉尤为明显。舌尖、腭部及唇等部位痛觉末梢较少。牙髓的痛觉阈值：前牙低于后牙，因前牙的牙釉质薄，且牙髓内神经末梢多于后牙。牙周膜内痛觉感受器密度为：前牙 > 前磨牙 > 磨牙。

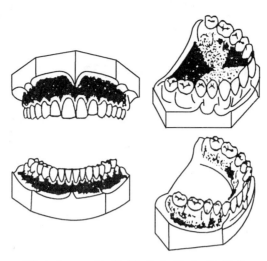

图 6-9　口腔黏膜痛点的分布密度

（二）影响痛觉的因素

疼痛和疼痛刺激的强度、疼痛的部位、口腔组织痛觉的敏感度（痛觉阈）、机体对疼痛的反应的耐受力等都有一定的关系。

1. 疼痛刺激的强度　在一定范围内，随着疼痛刺激强度的增加，痛觉加重。例如，急性牙髓炎时，疼痛明显加重。

2. 疼痛的部位　口腔各部位对痛觉的敏感度与痛觉感受器分布的密度相关。例如，牙龈的痛觉敏感度大于颊黏膜。

3. 机体对疼痛反应的耐受力　男性和女性的痛觉阈值无差异，但男性的疼痛耐受性要高。疼痛耐受性随年龄增长而增加。不同种族、不同个体的痛觉阈值不同。

4. 其他因素　痛觉阈值受精神状态、情绪变化和心理因素的影响。口腔局部因素的变化，如口腔黏膜角化程度增加，则痛觉阈值上升。对疼痛的关注程度、以往的疼痛经历均会加重痛觉感受。

五、本体感觉

本体感觉是指肌、腱、关节等运动器官本身在不同状态（运动或静止）时产生的感觉（例如，人在闭眼时能感知身体各部的位置），又称深感觉，包括位置觉、运动觉和震动觉。本体感觉可分为三个等级：一级为肌肉、肌腱、韧带及关节的位置、运动和负重感觉；二级为前庭的平衡感觉和小脑的运动协调感觉；三级为大脑皮质综合运动感觉。

（一）本体感受器

咀嚼系统的本体感受器主要来源于颞下颌关节的韧带、咀嚼肌肌梭、腱梭以及牙周膜本体感受器所接受的本体感觉刺激。其中，牙周膜的本体感觉极为敏感，对加于牙冠上微小的力量变化或食物中的异物颗粒，均能作出迅速的反应，如力的强度、方向和食团的大小及粗细程度，即使在死髓牙上仍有此反应。但牙周膜的感受阈值也可因炎症、疲劳等不同因素而有所波动。

小知识

牙周本体感受器

牙周本体感受器包括：①梭形末梢，分布于牙周膜内，感受牙体受力的方向、大小等感觉，参与本体感觉及定位，是牙周本体感觉的主要感受器；②游离神经末梢，既感受疼痛刺激，也参与本体感觉等；③Ruffini末梢，分布在根尖周围，属于机械感受器，参与本体感觉；④环状末梢，分布在牙周膜中央区，功能尚不清楚。

（二）本体感觉对口腔功能的影响

正常的本体感觉对于正确行使口腔功能是不可或缺的，例如牙周膜的本体感觉可以很快感知施加在牙体上的微小力量变化，并通过调节咀嚼压力以及协调咀嚼肌和颞下颌关节之间的运动，使咀嚼活动顺利进行。然而异常的本体感觉会扰乱正常的咀嚼肌活动和口腔功能的行使，对咀嚼系统的功能甚至结构造成损害，导致某些症状的产生，如咬异物、磨牙症、情绪障碍等。其中具有代表性的磨牙症患病率较高，危害大，病因可能是咬合紊乱造成咀嚼肌被动性适应，异常的本体感觉传入中枢系统，并易化网状结构，使之发放异常冲动，经传出神经支配咀嚼肌产生非功能性异常运动。

小结

口腔功能主要有咀嚼、吞咽、言语、唾液分泌及感觉功能，这些功能的正常发挥，对口腔颌面部的生长发育具有重要的促进作用。咀嚼功能是人体的一种基本生理功能，通过咀嚼系统的各部分相互协调的工作为人体提供营养。掌握咀嚼运动的过程、生物力及咀嚼效率的影响因素，对临床实践具有重要意义。牙齿的磨耗作为一种生理现象，具有正面与负面两种不同的影响。除牙、颌骨、颞下颌关节、咀嚼肌外，舌、唇、颊、腭在咀嚼运动中也起重要作用。咀嚼促进和维持牙合、颌、面的正常发育。吞咽、言语、唾液分泌及感觉功能的正常发挥是维护机体正常功能的重要因素。

练习题

一、选择题

1. 下述咀嚼运动意义的描述不正确的是

　　A. 促进消化功能　　　　　　　　　B. 粉碎食物，增强味觉

　　C. 清洁牙齿，按摩牙龈　　　　　　D. 促进和维持牙合、颌、面的正常生长发育

　　E. 进食的唯一方法

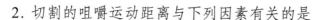

2. 切割的咀嚼运动距离与下列因素有关的是

    A. 覆盖   B. 覆𬌗

    C. 前牙覆盖与覆𬌗   D. 后牙牙尖斜度

    E. 颞下颌关节窝的形态

3. 最大𬌗力大小顺序一般为

    A. 第三磨牙 > 第二磨牙 > 第一磨牙 > 第二前磨牙 > 第一前磨牙

    B. 第一磨牙 > 第二磨牙 > 第三磨牙 > 第一前磨牙 > 第二前磨牙

    C. 第一磨牙 > 第二磨牙 > 第三磨牙 > 第二前磨牙 > 第一前磨牙

    D. 第一磨牙 > 第二磨牙 > 第二前磨牙 > 第一前磨牙 > 第三磨牙

    E. 第一磨牙 > 第二磨牙 > 第一前磨牙 > 第三磨牙 > 第二前磨牙

4. 磨耗多发生在牙冠的

    A. 唇面、颊面和𬌗面   B. 舌面、𬌗面和邻面

    C. 切嵴、邻面和轴面   D. 切嵴、𬌗面和邻面

    E. 轴面、𬌗面和切缘

5. 唾液的作用不包括

    A. 溶媒作用   B. 固位作用

    C. 提高发声质量作用   D. 排泄作用

    E. 缩短凝血时间作用

二、名词解释

1. 𬌗力

2. 牙周潜力

3. 磨耗

三、简答题

1. 影响𬌗力的因素有哪些?

2. 影响咀嚼效率的因素有哪些?

3. 磨耗的生理意义有哪些?

(王　欢)

参 考 文 献

1. 皮昕. 口腔解剖生理学. 6版. 北京：人民卫生出版社, 2007

2. 王美青. 口腔解剖生理学. 7版. 北京：人民卫生出版社, 2012

3. 马莉, 原双斌. 口腔解剖生理学. 3版. 北京：人民卫生出版社, 2014

4. 李华方. 口腔生理学. 2版. 北京：人民卫生出版社, 2008

5. 易新竹. 𬌗学. 3版. 北京：人民卫生出版社, 2012

6. 王美青. 现代𬌗学. 北京：人民卫生出版社, 2006

7. 樊明文. 牙体牙髓病学. 4版. 北京：人民卫生出版社, 2012

8. 胡德渝. 口腔预防医学. 6版. 北京：人民卫生出版社, 2012

附录：实验指导

实验一　牙排列的倾斜规律与𬌗曲线观察

【实验目的】

通过观察牙列标本和天然牙列，掌握牙排列的倾斜规律与𬌗曲线的特征。

【实验准备】

1. 物品：上、下颌牙列标本。

2. 器械：一次性口镜。

【实验学时】　1学时。

【实验方法与结果】

（一）实验方法

1. 观察牙排列的倾斜规律

（1）学生在教师指导下，从唇、颊侧观察牙列标本，分上、下颌逐一观察各牙近远中向倾斜度（实验图1-1～实验图1-4）。

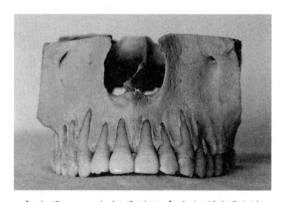 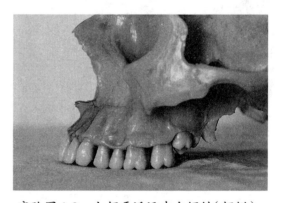

实验图1-1　上颌牙近远中向倾斜（唇侧）　　　实验图1-2　上颌牙近远中向倾斜（颊侧）

（2）学生在教师指导下，从牙弓的近远中方向观察牙列标本，分上、下颌观察前牙唇舌向倾斜度、后牙颊舌向倾斜度（实验图1-5～实验图1-8）。

（3）学生分组观察对方牙排列倾斜情况。

2. 观察𬌗曲线

（1）学生在教师指导下，分上、下颌观察牙列标本纵𬌗曲线（实验图1-9，实验图1-10）。

（2）学生在教师指导下，分上、下颌观察牙列标本横𬌗曲线（实验图1-11）。

（3）学生分组观察对方纵𬌗曲线和横𬌗曲线。

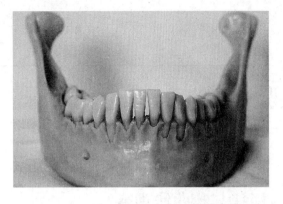

实验图 1-3　下颌牙近远中向倾斜（唇侧）

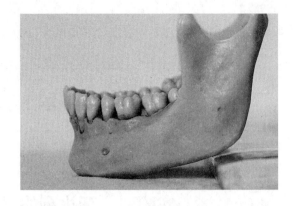

实验图 1-4　下颌牙近远中向倾斜（颊侧）

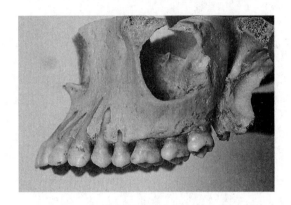

实验图 1-5　上颌前牙唇舌向倾斜

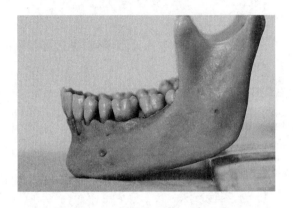

实验图 1-6　下颌前牙唇舌向倾斜

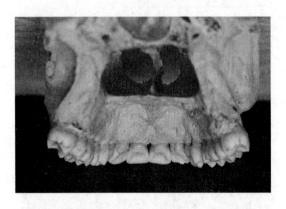

实验图 1-7　上颌后牙颊舌向倾斜

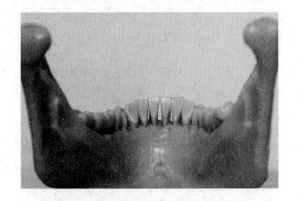

实验图 1-8　下颌后牙颊舌向倾斜

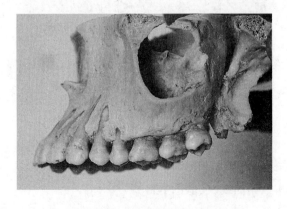

实验图 1-9　上颌牙列的纵𬌗曲线

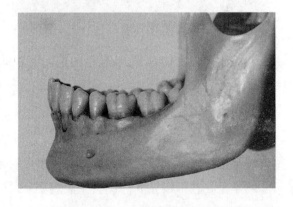

实验图 1-10　下颌牙列的纵𬌗曲线

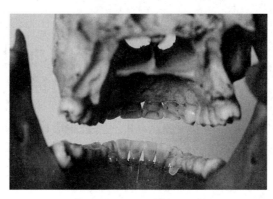

实验图 1-11　横𬌗曲线

（二）实验结果

1. 通过观察总结牙排列的倾斜规律及𬌗曲线特征。

2. 在印有上、下颌牙列侧面及正面图片的纸上绘制出上、下颌牙纵𬌗曲线与横𬌗曲线。

【实验评价】

通过学生对牙排列的倾斜规律的描述及𬌗曲线绘图效果，评定实验分数。

实验二　牙尖交错𬌗接触特征与三个基本颌位观察

【实验目的】

通过观察天然牙咬合及颌位，掌握牙尖交错𬌗接触特征与三个基本颌位正常的标志。

【实验准备】

器械：一次性口镜。

【实验学时】　1学时。

【实验方法与结果】

（一）实验方法

1. 牙尖交错𬌗接触特征观察

（1）选择一名学生作为受试者，指导学生观察牙尖交错𬌗近远中向关系：①上、下颌牙的对位关系；②上、下颌尖牙的对位关系；③上、下颌第一磨牙的对位关系，唇（颊）舌向关系——覆盖，垂直向关系——覆𬌗。

（2）学生两人一组，互相检查上、下颌第一磨牙的对位关系和前牙覆𬌗、覆盖情况，记录检查结果。

2. 基本颌位观察

（1）选择一名学生作为受试者，指导学生观察牙尖交错位、后退接触位、下颌姿势位是否正常。

（2）学生两人一组，互相检查三个基本颌位是否正常。

（二）实验结果

1. 记录全体同学上、下颌第一磨牙的对位关系及前牙覆𬌗、覆盖的检查结果，并进行统计和分析。

2. 根据三个基本颌位检查情况，总结其正常的标志。

【实验评价】

教师对学生检查的准确性进行评分。

实验三 下颌运动形式与咀嚼运动过程观察

【实验目的】

通过观察下颌运动与咀嚼过程,掌握下颌运动的三种基本形式:开闭口运动、前伸后退运动及侧方运动,以及咀嚼运动中的前牙切割运动和后牙殆运循环。

【实验准备】

1. 物品:黄瓜条。

2. 器械:一次性口腔器械盒。

【实验学时】 1学时。

【实验方法与结果】

(一)实验方法

1. 学生每2人一组,互相观察下颌开闭口运动、前伸后退运动和侧方运动。

(1)观察开闭口运动

1)让学生做小开口运动,此时上下切缘之间约为15mm(实验图3-1)。

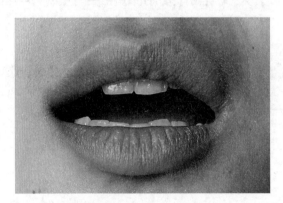

实验图 3-1 小开口运动

2)让学生做大开口运动,此时上下切牙缘之间为37~45mm(实验图3-2)。

3)让学生做打哈欠的动作,此时下颌运动就是最大开口运动,最大开口度为40~60mm(实验图3-3)。

4)让学生做闭口运动,观察其运动轨迹,闭口终点为牙尖交错位。

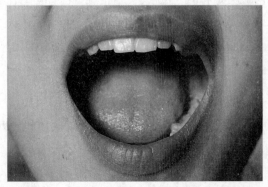

实验图 3-2 大开口运动

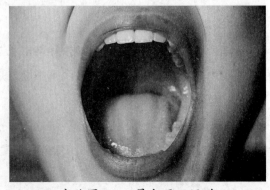

实验图 3-3 最大开口运动

（2）观察前伸后退运动

1）让学生从牙尖交错位开始，前伸到上、下前牙切嵴对刃，然后做最大前伸（实验图3-4～实验图3-6）。

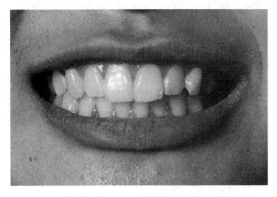

实验图3-4　牙尖交错位

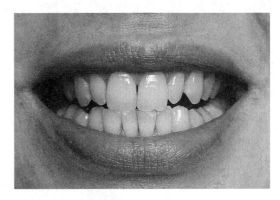

实验图3-5　对刃位

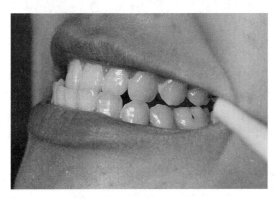

实验图3-6　最大前伸位

2）让学生循前伸运动轨迹做相反方向运动即后退运动。

（3）观察侧方运动：让学生从牙尖交错位开始，然后下颌偏向一侧运动，分别观察工作侧和非工作侧的𬌗接触关系（实验图3-7～实验图3-11）。

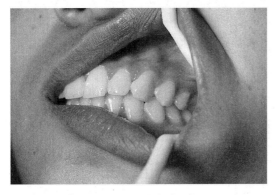

实验图3-7　牙尖交错位

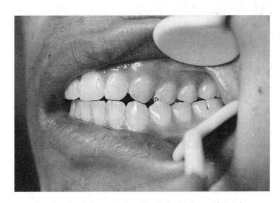

实验图3-8　组牙功能𬌗（工作侧）

73

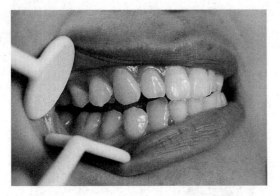

实验图 3-9　组牙功能𬌗（非工作侧）

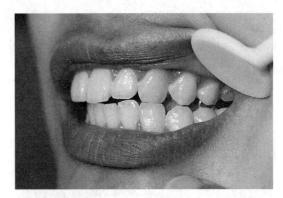

实验图 3-10　尖牙保护𬌗（工作侧）

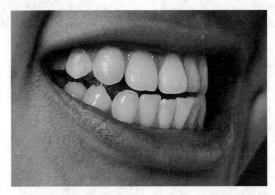

实验图 3-11　尖牙保护𬌗（非工作侧）

2. 选择一名同学作为受试者，让其切咬、嚼碎黄瓜条，完成咀嚼运动过程。

（1）受试者下颌前伸，上、下颌切牙相对咬着黄瓜条，黄瓜条一经穿透，上下颌切牙即行对刃，观察下颌切牙的切嵴沿上颌切牙的舌面向后上滑行，回到牙尖交错位，完成前牙切割运动（实验图3-12～实验图3-15）。

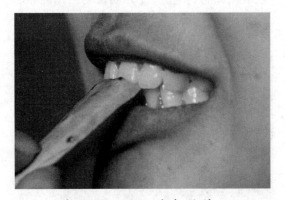

实验图 3-12　准备动作

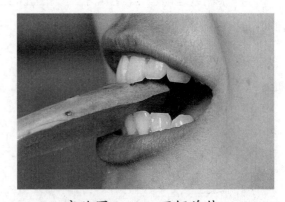

实验图 3-13　下颌前伸

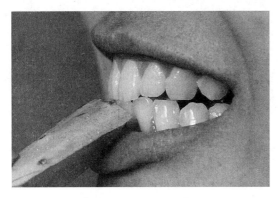

实验图 3-14　切割

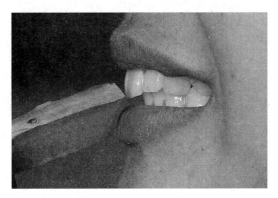

实验图 3-15　回到牙尖交错位

（2）被切牙切割的黄瓜条进入口腔后，通过下颌的开闭口运动和侧方运动完成捣碎和磨细，观察工作侧下颌先向下、外，然后向上使工作侧同名牙尖彼此相对，随后，下颌磨牙颊尖的颊斜面，沿着上颌磨牙颊尖的舌斜面向舌侧滑行，回归至牙尖交错位。周而复始，完成后牙的𬌗运循环（实验图 3-16，实验图 3-17）。

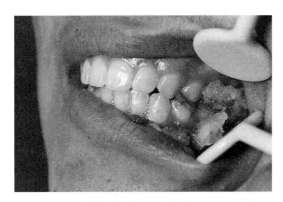

实验图 3-16　捣碎

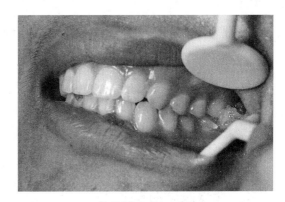

实验图 3-17　磨细

（二）实验结果

通过学生相互观察下颌三个平面的运动及受试者切咬、嚼碎黄瓜条的过程，总结下颌运动的方式及咀嚼运动的过程。

【实验评价】

1. 学生分阶段做开闭口运动，教师作出评价。

2. 学生记录咀嚼运动的过程，交教师评定。

（刘明蕾）

教 学 大 纲

一、课程任务

《口腔生理学基础》是中等卫生职业教育口腔修复工艺专业的一门专业核心课程。本课程的主要内容包括牙的生理、牙列、殆与颌位、下颌运动、口腔功能等。本课程的主要任务是使学生通过基础理论、基本知识的学习，对牙列、殆与颌位的关系进行识别和辨认，并指导口腔修复工艺技术的临床实践。

二、课程目标

1. 掌握牙排列的规律、殆与颌位的关系、下颌运动的基本形式和咀嚼功能。

2. 熟悉牙的生理和牙列的基本形态。

3. 了解殆学理论在口腔修复体制作中的应用、殆的发育过程和口腔其他功能。

4. 培养学生认真的学习态度、严谨的工作作风。

5. 培养学生良好的人际沟通能力、团队合作精神和服务意识。

6. 培养学生良好的职业道德和敬业精神。

三、教学时间分配

教学内容	学时数		
	理论	实验	合计
一、绪论	1	0	1
二、牙的生理	1	0	1
三、牙列	2	1	3
四、殆与颌位	5	1	6
五、下颌运动	2	0	2
六、口腔功能	4	1	5
合计	15	3	18

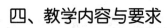

四、教学内容与要求

单元	教学内容	教学要求	教学活动参考	参考学时 理论	参考学时 实践
一、绪论	（一）口腔生理学的定义和任务	掌握	理论讲授	1	
	（二）我国口腔生理学的发展	了解			
	（三）口腔生理学与其他专业核心课程的关系	掌握			
	（四）学习口腔生理学的观点和方法	熟悉			
二、牙的生理	（一）牙的理化性质	熟悉	理论讲授	1	
	（二）牙对外界各种刺激的反应	熟悉	多媒体演示		
	（三）牙髓的血液循环	了解			
	（四）牙的功能性移动	掌握			
三、牙列	（一）牙列的基本形态		理论讲授	2	
	1. 按照构成牙的类别分类	熟悉	多媒体演示		
	2. 按照牙列形态特征分类	熟悉			
	3. 按照牙列中牙的排列情况分类	熟悉			
	（二）牙列的大小				
	1. 牙列长度和宽度	了解			
	2. Terra 牙列指数	了解			
	（三）牙排列的规律				
	1. 牙排列的对称性	掌握			
	2. 牙排列的倾斜规律	掌握			
	3. 牙排列的垂直向位置关系	掌握			
	（四）牙列的殆面形态特征				
	1. 殆曲线	掌握			
	2. 牙尖高度	了解			
	（五）牙列的生理意义	熟悉			
	实验一：牙排列的倾斜规律与殆曲线观察	熟练掌握	实验		1
四、殆与颌位	（一）殆		理论讲授	2	
	1. 殆的建立	了解	多媒体演示		
	2. 静态殆——牙尖交错殆	掌握			
	3. 动态殆——前伸殆与侧方殆	熟悉			
	4. 双侧平衡殆	熟悉			
	（二）颌位		理论讲授	2	
	1. 牙尖交错位	掌握	多媒体演示		

单元	教学内容	教学要求	教学活动参考	参考学时 理论	参考学时 实践
四、𬌗与颌位	2. 后退接触位	掌握			
	3. 下颌姿势位	掌握			
	4. 三个基本颌位的位置关系	掌握			
	5. 前伸𬌗颌位与侧𬌗颌位	熟悉			
	(三)𬌗学在修复体制作中的应用		理论讲授多媒体演示	1	
	1. 修复体制作的𬌗学原则	了解			
	2. 常见修复体制作的𬌗学要求	了解			
	实验二：牙尖交错𬌗接触特征与三个基本颌位观察	熟练掌握	实验		1
五、下颌运动	(一)下颌运动的形式及范围		理论讲授多媒体演示	2	
	1. 下颌运动的形式	掌握			
	2. 下颌运动的范围	掌握			
	(二)下颌运动的制约因素	熟悉			
	(三)下颌运动的记录方法				
	1. 直接观察法	熟悉			
	2. 机械描记法	了解			
	3. 电子仪器记录法	了解			
	(四)研究下颌运动的意义	了解			
六、口腔功能	(一)咀嚼功能		理论讲授多媒体演示	2	
	1. 咀嚼运动的过程	掌握			
	2. 咀嚼运动的类型	了解			
	3. 咀嚼运动中的生物力和咀嚼效率	掌握			
	4. 咀嚼过程中牙的动度与磨耗	熟悉			
	5. 咀嚼过程中舌、唇、颊、腭的作用	熟悉			
	6. 咀嚼的生理意义	掌握			
	(二)吞咽功能		理论讲授多媒体演示	2	
	1. 吞咽过程	熟悉			
	2. 吞咽对𬌗、颌及面生长发育的影响	了解			
	(三)言语功能				
	1. 言语形成的解剖生理基础与特征	了解			
	2. 口腔的部分缺损或畸形对语音的影响	熟悉			
	(四)唾液的分泌和功能				
	1. 唾液的性质与成分	了解			

单元	教学内容	教学要求	教学活动参考	参考学时	
				理论	实践
六、口腔功能	2. 唾液的分泌与调节	了解			
	3. 唾液的作用	熟悉			
	（五）感觉功能				
	1. 味觉	了解			
	2. 触觉与压觉	了解			
	3. 温度觉	了解			
	4. 痛觉	了解			
	5. 本体感觉	熟悉			
	实验三：下颌运动形式与咀嚼运动过程观察	熟练掌握	实验		1

五、大纲说明

（一）适用对象与参考学时

本教学大纲主要供中等卫生职业教育口腔修复工艺专业教学使用。总学时 18 学时，其中理论教学 15 学时，实验教学 3 学时。

（二）教学要求

1. 本课程对理论部分的教学要求分为掌握、熟悉、了解三个层次。掌握指对基本知识、基本理论有较深刻的认识，并能综合、灵活地运用所学的知识解决实际问题。熟悉指能够领会概念、原理的基本涵义，会应用所学的技能。了解指对基本知识、基本理论有一定的认识，能够记忆所学的知识要点。

2. 课程突出以能力为本位的教学理念，在实践技能方面分为熟练掌握、理解及学会两个层次。熟练掌握指能独立、正确、规范地完成常用基本技能的操作。理解及学会指在教师的指导下对实践内容有初步认识，能独立进行较为简单的技能操作。

（三）教学建议

1. 教师在教学中应理论联系实际，由浅入深、循序渐进，激发学生的学习兴趣，调动学生积极主动的学习热情，鼓励学生创新思维，引导学生综合运用所学知识独立解决实际问题。

2. 教师可采用灵活多样的教学方法，阐明要点，分解难点，示教说明，联系临床实际，通过融会贯通使学生形成系统化的能力体系。

3. 本学科为考试课，课程重点强调对学生能力水平的测试。评价方法可采用理论测试和实践操作考核相结合，必考与抽查相结合，培养学生良好的职业道德和基本的职业能力。